「2つの体内時計」の秘密

「なんとなく不調」から抜け出す!

京都府立医科大学大学院
医学研究科統合生理学教授
八木田和弘

青春新書
PLAYBOOKS

はじめに

最近、こんな不調を感じることはありませんか？

・体がだるくて、仕事や勉強がはかどらない
・寝つきが悪かったり、眠りが浅かったりする
・イライラしたり、気分が落ち込みやすい

病院に行くほどではないけれど、心も体もすっきりしない——そんな「なんとなく不調」の原因は、もしかすると「体内時計の乱れ」にあるかもしれません。

体内時計とは、ひと言で言うと、私たちの体に備わった「地球の自転周期に適応する仕組み」です。1日は24時間ですが、体内時計もほぼ24時間になるように仕組まれています。

普段は意識することがないかもしれませんが、実は体内時計は「縁の下の力持ち」のように、私たちの心と体の健康を支えてくれているのです。

これまでは、夜勤や交替勤務をおこなっているシフトワーカーの方々の健康を守るために注目されていた体内時計ですが、今やすべての人にかかわる重要な存在になったと私は考えています。

そのきっかけが、新型コロナウイルスの感染拡大による、生活様式の変化です。

不要不急の外出自粛が呼びかけられ、テレワークを導入する企業や、オンライン授業をおこなう学校も増えました。確かに、このような生活は感染防止には効果的です。一方で、通勤や通学がなくなったことにより、夜型になったり、食事の時間もバラバラになったりと、生活リズムの乱れを招き、体内時計にも影響を与えている可能性があるのです。

実は体内時計には、脳にある「中枢時計(親時計)」と、全身の細胞（生殖細胞などを除く）にある「末梢《まっしょう》時計(子時計)」の2種類があります。この「2つの体内時計」にズレが生じると、先ほど述べたような「なんとなく不調」が起こってきます。

その典型的な状態が「時差ぼけ」です。日本との時差が大きい国に旅行したことがある人は、経験的にそのつらさがよくおわかりでしょう。そして今は日本にいながらにして、時差ぼけ状態になってしまっている人が急増しているのではないかと私は懸念しています。

詳しくは本書のなかで述べますが、体内時計の乱れは心と体のパフォーマンスを低下させたり、さまざまな病気とのかかわりが指摘されているのです。

そこでこの本では、体内時計の仕組みから「なんとなく不調」を解決するヒントまで、紹介していきたいと思います。

私の専門である環境生理学・時間生物学は、夢の新薬を開発するような医学研究とは少々異なります。しかし、多くの人の生活リズムが乱れがちな今こそ、その研究成果を世の中に還元することも、私たち研究者ができることだと考えています。

それでは、「2つの体内時計」を整えることで、環境の変化に上手に対応しながら健康を保つヒントをお伝えしていきましょう。

「なんとなく不調」から抜け出す！
「2つの体内時計」の秘密

目次

目次

目次

目次

編集協力　二村高史
本文DTP　新井美樹

序章

「なんとなく不調」には体内時計が関係していた!?

コロナ禍で増えている「病気未満」の不調

新型コロナウイルス感染症の拡大によって、ステイホームが叫ばれるようになり、テレワークやオンライン授業が一気に普及しました。通勤や通学に時間や体力をとられる必要がなくなったのはいいのですが、その一方で、なんとなく気分がすっきりしない、よく眠れない、集中力が落ちていると感じる人が増えています。

理由はさまざま考えられますが、大きな原因の1つとして挙げられるのは、生活リズムの変化です。テレワークになって勤務時間が延びたり、仕事の時間をうまくコントロールできなくなったという指摘もあります。それに伴って、生活パターンにメリハリがなく不安定になるという問題も出ています。

さらに、通勤や通学がなくなったことで体を動かす機会が減り、ほどよい肉体的な疲労がもたらされないのも問題です。疲れていないので夜になっても眠くならず、なんとなく夜更かしをしてしまいます。そこで時間つぶしにパソコンやスマートフォンを操作することで、さらに頭が冴《さ》えてしまって寝つけなくなるという悪循環に陥りやすい状況が出現しているのです。

【図1】ヒトの生理機能に見られる概日リズム

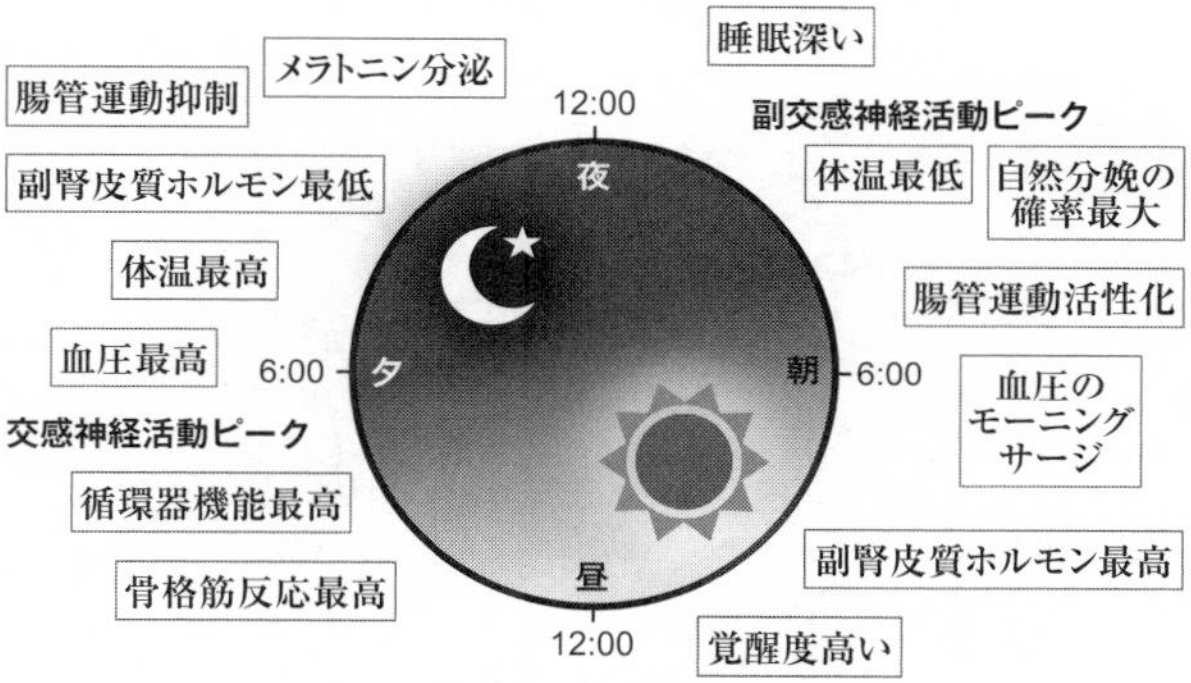

最適な時刻に最高の機能を発揮するよう調節されている。

とくに私が心配しているのが若者への影響です。私が知っている学生さんのなかには、リモート授業の期間に1日中ベッドの上で過ごしていたという人がいました。

朝起きたら横にスマホがあるので、そのまま授業を受けることができます。そして、友人とのメッセージ交換、ニュースのチェック、ゲームもベッドの上。そんなことをしながら1日が過ぎ、眠くなったらそのまま寝ていたというではありませんか。生活リズムがひどく乱れるだけでなく、精神的にもかなり参ったと話してくれました。ほかにも、睡眠時間帯がズレて、昼夜が逆転してしまったという話もよく聞きます。

私たちが朝起き、昼間は元気に活動し、夜

はまた眠りにつくという生活のリズムを維持できるのは、地球の自転に合わせた「概日《がいじつ》リズム」（サーカディアンリズム）という生体リズムが、体内に備わっているからにほかなりません。

壁掛け時計が正確に時を刻むように、私たちの体には健康的で規則正しい生活ができるように時を刻む仕組みがもともとあるのです。その仕組みが、この本のテーマである「体内時計」です。

ところが、コロナ禍のような大きな社会環境の変化が起きると体内時計が乱れがちになり、その結果、睡眠・覚醒障害をはじめとする「概日リズム障害」を引き起こし、体の不調をもたらしてしまうのです。

体内時計を乱しやすい「シフトワーカー」

歴史をさかのぼると、私たちの祖先は地球の自転周期に合わせ、太陽が昇ると同時に活動を開始して、太陽が沈むとともに活動が鈍っていき、やがて眠りにつくという生活が一般的でした。

ところが産業革命以来、工業が勃興して社会環境が一変すると、２交替や３交替制で昼夜関係なく働く工場勤務者が生まれ、不規則な生活を送る人が増えてきました。いわゆる「シフトワーカー」の登場です。

また、警察、消防などの公務員、医療従事者、交通機関の乗務員など、生活に欠かせないサービスを提供する、いわゆるエッセンシャルワーカーもまた、昼夜を分かたず働くことが多い人たちです。近年では24時間営業のコンビニエンスストアやスーパーも全国に展開され、シフトワーカーは増える一方です。こうした人たちは現代社会に欠かせない重要な仕事を担う一方で、往々にして体内時計を乱してしまい、概日リズム障害を起こしがちです。

さらに近年になって、概日リズム障害はますます増えてきました。その原因として、経済や社会のグローバル化が挙げられます。グローバル化によって、今では世界の各地と結んでリモート会議をおこなったり、リアルタイムで情報が得られたりするようになりました。

それは喜ばしいことでもある半面、仕事相手が時差のある国の場合、昼夜に関係なく業務をしなければなりません。そのおかげで、企業や業種によっては深夜や明け方に会議が入ることもあるといいます。週に1回程度ならともかく、そんな生活が毎日続いたら体調を崩してしまうのも当然でしょう。

体内時計が乱れる原因は、シフトワークなど不規則な働き方のほかにもあります。それは、世界と瞬時につながることができるスマートフォンの普及です。これは、大人だけでなく、成長期の子どもたちに大きな影響が及んでいます。夜遅くまでスマホを使い続けることで、睡眠リズムを乱す中高生が増加していることは、どなたもご存じでしょう。

さらに、若い人たちの体内時計の乱れは、今、無視できないほどの大きな課題となっています。

「概日リズム睡眠覚醒障害」という体内時計の乱れと関連する睡眠障害があります。これは、朝しんどくて起きることができず、仕事や学校に行けないといった症状が特徴的なのですが、中高生から大学生くらいの若い人に多く見られることが知られています。しかも、コロナ禍でその数は増えているという指摘もあり、注目していかなければなりません。

体のリズムをつくり出す「体内時計」

ここまで「体内時計」という用語を何度も使ってきましたが、まだその正体を明らかに

【図2】「親時計」と「子時計」が生み出す24時間周期の時間秩序

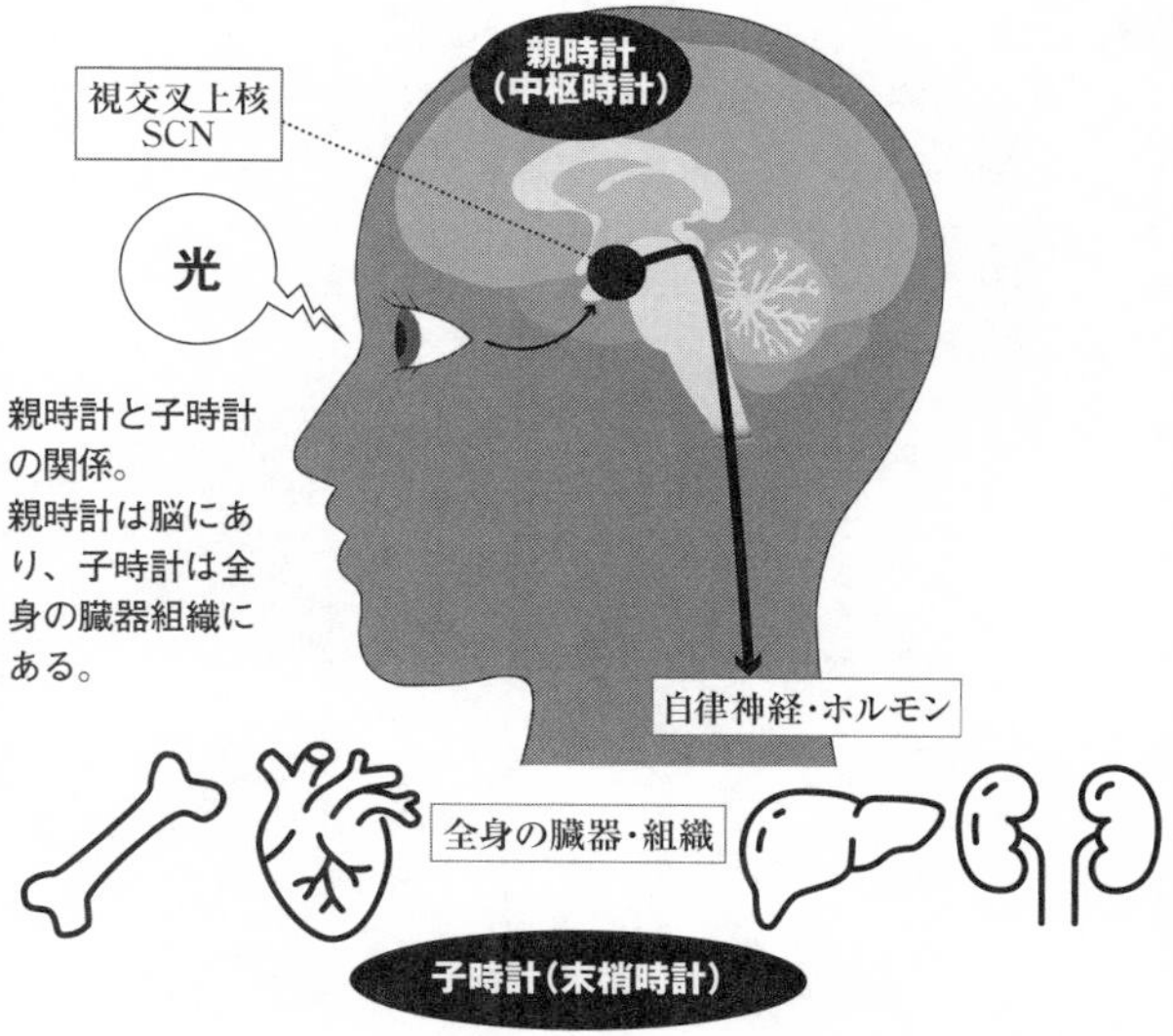

親時計と子時計の関係。
親時計は脳にあり、子時計は全身の臓器組織にある。

していませんでした。

もしかすると、読者の方々のなかには、これまでも雑誌やメディアで体内時計という言葉を見たり聞いたりしたことがある人もいるかもしれません。とはいえ、それが具体的に何であるかはわからず、なんとなく「昼夜のリズムに合わせた体のリズムのことかな」というような抽象的なイメージを抱いているのではないでしょうか。

夜更かしをしたり、不規則な生活を送ったりしていると、体内時計が乱れて体によくないということは知っていても、「体内に時計がある」というのは、あくまでもたとえ話だと思っている方も多いことでしょう。

「まさか、本当に体内に時計のようなものがあるはずはないだろう」と思っているのではありませんか？

しかし、これまでの研究で、それが事実であることがわかっています。体内には本当に時計の働きをする仕組みがあるのです。しかも、その体内時計は人間だけでなく、昆虫から微生物に至るまで、地球上のほとんどの生物に備わっているのです。

詳しくは1章で説明しますが、人間の体を構成する何十兆個という細胞のうち、生殖細胞を除くほとんどに体内時計が存在しています。そして、それぞれの細胞内には、概日リズムを刻む「時計遺伝子」という遺伝子が存在しているのです。

ここで重要なポイントが、「親時計(中枢時計)」と「子時計(末梢時計)」の存在です。いずれも約24時間のリズムを刻む時計遺伝子によってつくられていますが、親時計は脳の視《し》交叉上核《こうさじょうかく》という場所に存在し、内臓などの子時計の時間がバラバラにならないよう束ねる司令塔の役割を担っています。

時計遺伝子は、まさに腕時計や置き時計が時を刻むのと同じように、約24時間周期のリズムをつくり出していることがわかってきました。体内時計は、遺伝子レベルで私たちの生理機能をコントロールする仕組みだったのです。

そのメカニズムを解明した3人の研究者は、2017年のノーベル生理学・医学賞に輝きました。体内時計と時計遺伝子は、今まさにホットな話題といってよいでしょう。

体内時計は、昼夜の環境変化に適応するために、生物が進化の過程で手にした優れた機能です。人間においては、睡眠はもちろんのこと、血圧、体温、ホルモン分泌、自律神経のリズムなど、さまざまな生理機能を「縁の下の力持ち」のように幅広くコントロールしているのです。

「時差ぼけ」は体内時計がズレた状態

「はじめに」でも触れましたが、体内時計のズレがはっきりと認識できるのは、いわゆる「時差ぼけ」といわれる状態です。

ご存じのように、ヨーロッパと日本、アメリカと日本というように、何時間も時差のある地域を飛行機で短時間に移動すると、その直後に時差ぼけが襲ってきます。

体験したことのある方ならわかるでしょうが、概日リズム障害と同じような症状があらわれてきます。昼間なのに頭がぼんやりとして眠気が襲ってきたり、注意力が散漫になってうっかりミスやケガをすることもあります。逆に、夜なのに頭が冴えて眠れなくなってしまいます。まさに体内時計がズレてしまった状態です。つまり時差ぼけは、生活リズムと親時計とのあいだにズレが生じ、さらに親時計と全身の子時計のあいだに時間的なズレが生じてしまうことによって起こる、全身の機能の調節不全なのです。

もっとも、こうした時差ぼけによる体内時計のズレは1回きりのものです。2、3日、長くても1週間ほどで治ります。

それに対して、日々の生活からくる体内時計のズレは、ちょっと事情が違ってきます。海外旅行とは違って、一度に何時間もの時差を生じるように極端にズレるわけではありません。少しずつズレていくため、その影響がすぐに表面化するような自覚症状は発生しません。しかし、その一方で、毎日のように生活時間と体内時計（親時計）のズレが持続していくために、親時計と子時計のあいだのズレも大きくなり、じわじわと健康な状態を保てなくなっていきます。まさに「なんとなく不調」としてあらわれてくるのです。

日々の生活からくる体内時計のズレは、時差ぼけがずっと続いていく状態を想像するとよいでしょう。眠気や運動能力の低下、注意力・集中力の低下などを招き、そのズレが蓄積していくとミスや事故が多くなってしまいます。とくに、車の運転をする場合には、注意が必要な状態といってよいでしょう。

子どもから大人まで、体内時計のズレが生じていると、精神的にも肉体的にも、本来持ち合わせている機能や能力を十分に発揮できなくなるのです。

サマータイム移行後1週間は事故が多い!?

年に2回、国を挙げて時計を1、2時間ズラすという年中行事があります。日本にはありませんが、海外の多くの国で採用されているサマータイム（夏時間）です。

日の出が早くなる夏の時期は時計を1、2時間進め、秋になると元に戻すというもので、日本でも第二次世界大戦後の一時期に実施されたことがありますが、わずか4年で終わってしまいました。

サマータイムには、太陽が出ている時間を有効に活用し、余暇の時間を充実させるというメリットがあります。その一方で、人為的に時差を生じさせることで、体内時計をズラしてしまうというデメリットがあります。

事実、サマータイム制を導入している欧米諸国では、サマータイム移行直後の約1週間に事故が多くなることが報告されています。その理由として、時差ぼけの場合と同じように、眠気や注意力の低下などが挙げられています。さらに、急性心筋梗塞やうつ病などの気分障害が発生するリスクも高くなっています。

そのため、ヨーロッパではサマータイムが「ソーシャル・ジェットラグ」（社会的時差ぼけ）を引き起こしているとして、廃止を求める声も少なくありません。

ごく普通の日常生活を営んでいたり、事務的な作業をしている限りは、何かミスをしても、「あ、しまった」で終わるのですが、時と場合によってはそれでは済みません。公共交通機関やトラックの運転手をはじめ、人の命を預かる仕事では、より慎重に考えることが求められます。

日本では一度廃止されたサマータイムですが、復活させてはどうかという機運が高まったことがありました。環境対策やエネルギー節約、さらには猛暑が予想されたオリンピック対策として検討されたようです。確かに、日の出が早くなる時期には、早く仕事に出かけて明るいうちに帰るというのは、エコロジーの観点からすると効果的かもしれません。

しかし、体内時計を無理やりズラすことになるため、人体の生理機能に悪影響があることは見逃せません。私も所属している睡眠学会や日本時間生物学会は、医学生理学的な面から科学的根拠をもとにして反対の声明を出しています。たった1時間と思われるかもしれませんが、体内時計をいきなりズラすというのは、体にとって大きなストレスになってしまうのです。

オリンピックは自国開催が有利？

２０２１年に開催された東京オリンピックにおいて、日本は金メダル27個、合計のメダル数でも58個と、史上最多のメダル獲得数となりました。これは自国開催に向けた強化の賜物であると同時に、アスリートの皆さんの言葉にできないほどの努力の結果であり、その姿に私も深い感動を覚えました。

それに加え、体内時計の視点から考えると、時差がなく体内時計のズレがないまま試合に臨めることも、他国の選手にくらべて大きく有利な点です。

時差への対応は、どの選手団もチームドクターや専門家が担当して、綿密な配慮がなされているはずで、オリンピックに限らず、国際試合の前には試合会場近くで合宿するという話をよく聞きます。これは、現地の気候に対応するだけでなく、時差への適応を考慮した措置であることはよく知られていると思います。

ところが、今回のオリンピックでは、コロナ禍のためにこうした事前合宿を中止した国が多かったようです。日本との時差が7時間、8時間以上ある地域も数多くあり、遠方の国からやってきた選手はさぞ大変だったことでしょう。適応にはかなりの時間がかかってしまい、適応しきれないうちに試合当日を迎えたというケースもあったと思います。

試合までに時差ぼけが解消されているかどうかで、パフォーマンスはまったく違ってきます。反射神経や骨格筋の反応など肉体的なパフォーマンスに大きく影響しますし、注意力や判断力の面でも多大な影響があります。

体内時計の働きは、単に約24時間周期のリズムをつくり出しているだけではありません。「最適な時刻に、最適な機能を活性化させる」というタイミングを決める重要な働きも持っています。体内時計をきちんと整えておくことは、その人が本来持っているパフォーマンスを最大限に発揮することにつながるのです。

体内時計と関係するさまざまな病気

体内時計の乱れが原因となる不調は、病気を引き起こす原因にもなります。もちろん、病気にはその人の体質や食生活、飲酒や喫煙といったさまざまな要素が関係していますが、体内時計もまた深く関係しているのです。慢性的な体内時計の乱れと関係すると考えられている病気（疾患）としては、以下のようなものが知られています。

・高血圧、心筋梗塞、脳卒中
・メタボリックシンドローム、糖尿病
・不妊
・がん（乳がん、前立腺がん）
・睡眠障害、うつ　など

こうした病気は、シフトワーカーを対象とした疫学調査（一定の集団を対象にして病気の原因や分布などを探る調査）で、統計学的に有意に発症が増加していることが示されています。世界中で確認されていることから、人種に関係なく、長年にわたる不規則な生活に伴うリスクと考えられています。ただし、当然ですが、皆がこのような病気になるという意味ではありません。多くの人は単に「調子が悪い」「よく眠れない」といった症状にとどまります。あるいは「自分はまったく大丈夫」という人もまれにいます。この体内時計の乱れの影響は、個人によって違いがあることも大きな特徴の1つです。

残念なことに、「なぜ、このような病気が増えるのか」という疑問にはまだ答えられていません。シフトワークによって私たちの体にどのような変化が起こり、どのような仕組みで病気やその前段階の未病状態に陥ってしまうのか、あるいはごく軽い段階で異変を検知して正常に戻すことはできないのかなど、病気発生のプロセスやメカニズムにかかわることは、多くが今もはっきりとはわかっていないのです。

そのため、明確に「こうすればよい」という予防策の提示はできていないのが現状です。私を含め、世界の体内時計研究者はこの難問に向き合って日々研究に取り組んでいます。そのなかで、まだ研究段階のものも含め、シフトワーカーの健康に正面から向き合う取り組みも出てきています。

雑誌やメディアの健康相談で、仕事が不規則なために大きなストレスを抱えて不調を訴える相談者に対して、医師や専門家が「規則正しい生活を心がけましょう」とアドバイスしていることがあります。

しかし、考えてみてください。誰もが早寝早起きをして、規則正しい生活が送れるわけではありません。今回の新型コロナウイルス感染症のパンデミックでわかったように、この社会を支えているのは、不規則な勤務が避けられない多くのエッセンシャルワーカーの方々です。医療関係者、警察官、消防士、交通機関の従事者、物流関係者、コンビニ店員、警備員など、シフトワーカーや夜間仕事に従事している方々のおかげで、私たちの安全で快適な生活が成り立っているのです。

その人たちが揃って辞めたら社会は成り立ちませんし、経済活動も都市機能も麻痺《まひ》してしまいます。非常に難しいチャレンジではありますが、体への負担が少ないシフトワークのあり方を提案していくことも、社会的な課題に対する解決策として求められています。

うつ病と体内時計の関係

コロナ禍によって、若い人の抑うつ状態（気分障害）が増えているといいます。そして、「コロナうつ」とも呼ばれる若い人を中心としたうつ病の増加は、少なくともその一部については、体内時計の乱れとも関連しているのではないかと考えられています。

また、一般的な話として、うつ病になりかけている人は体内時計の乱れに伴う症状を経験します。具体的には、夜間の不眠、昼間の眠気、朝の気分の落ち込みなどといった睡眠覚醒リズムの乱れや症状の日内変動がみられます。

このように、うつ病と体内時計との密接な関連は以前からよく知られています。うつ病と体内時計とはお互いに影響し合っている関係だと言えます。

とくに、体内時計が深く関与すると考えられている例として、季節性うつ病というのがあります。秋から冬にかけて気分が落ち込むうつ病のなかの特殊なタイプで、北欧などの高緯度地方に多い病気です。北欧では、冬になると日照時間が極めて短くなるために、体内時計がうまく環境に適応できずに、うつ病になるというものです。

この季節性うつ病には、強い光を一定時間当てる光療法が有効であるとされていて、日本では保険適用もされています。光と深い関係性がある体内時計の関与がうかがえる症状です。体内時計と光の関係については、3章で詳しく説明します。

免疫細胞も体内時計を持っている

体内時計の乱れによって、免疫機能（細菌やウイルス感染に対する抵抗性）の低下が起こることも知られています。先ほど、体内時計はほとんどの細胞に存在していると述べましたが、それは私たちの体を外部から守る免疫細胞も例外ではありません。免疫と体内時計の関係は、研究者にとってもっともホットな話題の1つとなっています。また、自律神経とも深い関連があり、免疫細胞が持つ体内時計だけでなく、自律神経のリズムも免疫機能に影響することが、大阪大学免疫学フロンティア研究センターの鈴木一博教授らの研究などから明らかになっています。そういう意味で、免疫機能全体が体内時計と深いかかわりがあると言えるでしょう。

体内時計と免疫機能との関係でいえば、頻繁《ひんぱん》に徹夜をしたり不規則な生活を送ることで「免疫力が低下する」と聞いたことがある人も多いと思います。睡眠不足との関係で語られることが多いのですが、短期的な体内時計の乱れもストレスになり、一時的な免疫機能の低下につながることが指摘されています。

免疫細胞にはさまざまな種類がありますが、1日のうちで、それぞれの免疫細胞が活性化する時間が違うことがわかってきました。昼に活発に活動する免疫細胞もあれば、夜に活発化する免疫細胞もあります。言い換えると、免疫細胞によってパフォーマンスが発揮できる時間が違うということです。

免疫細胞ごとに体内時計を持っていて、機能を発揮することができる時間帯が異なるのは意味のあることです。時間ごとに手分けをして調和しながら働くことで体を守り、最適な結果をもたらします。もし、体内時計が乱れて免疫細胞同士の連携がうまくいかないと、全体的に機能がダウンしてしまい、細菌やウイルスの侵入を許してしまう結果になるのです。

生まれつき体に備わっている自然免疫だけでなく、獲得免疫（抗体をつくる免疫機能）にも、昼夜によって働きに差があることがわかっています。例えば、ワクチンを接種する時間帯によっても効果に差があり、インフルエンザワクチンなどは、午前中に打ったほうが効果が高いという報告もあります。

ただし、新型コロナウイルスに対して開発されたファイザー社やモデルナ社によるｍＲＮＡ（メッセンジャーＲＮＡ）ワクチンは、これまでのワクチンとはまったく仕組みが違うので、ワクチンを何時に打てば効果的かは、まだわかっていません。

とはいえ、新型コロナウイルスの感染予防対策の1つとして、規則正しい生活と十分な睡眠が挙げられているように、生活のリズムを整えることには意味があります。体内時計がズレないようにすることで、免疫機能を最大限に発揮することができるためです。

年齢とともに体内時計も変化していく

体内時計の乱れは、病気のリスクを高めるだけでなく、老化を進める可能性が指摘されています。もっとも、まだ研究段階で完全に解明されていないことも多いので、決定的なことは言えませんが、さまざまなことがわかってきています。

老化と体内時計の関係についての研究には、さまざまな切り口があります。有名なのが、加齢に伴って体内時計のリズムが弱くなる、というものです。

脳の視床下部《ししょうかぶ》には、体内時計の中枢であり司令塔の役割を果たす視交叉上核という部位があります。これが前にも述べた「親時計」です。中枢時計とも呼ばれる視交叉上核のリズムは加齢とともに弱くなります。それが夜の眠りが浅く昼間にウトウトしやすくなる高齢者特有の睡眠覚醒リズムの低下の原因になると考えられています。また、加齢とともに早寝早起きになるのも体内時計の老化現象の1つではないかといわれています。

また、違った視点では、体内時計の長期にわたる乱れが「免疫老化」と呼ばれる免疫機能の異常の進行を早めてしまうことを、私たちのグループは報告しています。

がん細胞を取り除いてくれる免疫細胞や、細菌やウイルスの感染を防いでくれる免疫機能の低下だけでなく、「慢性炎症」と呼ばれる炎症が起こりやすい状態になるのが「免疫老化」です。

私たちのマウスを使った研究では、長期にわたって（2年くらい）体内時計が乱れている状態が続くと、規則正しい生活を続けているマウスに比べてこの「免疫老化」や「慢性炎症」が強くなっていることがわかりました。例えば、体内時計のズレを持続させたマウスでは、老化関連T細胞と呼ばれるリンパ球の一種が増加するなど、「免疫老化」が進んでいることを示す変化が生じていることを突き止めました。これは京都大学ウイルス・再生医科学研究所の生田宏一教授らとの共同研究で得られた成果です。

免疫機能の老化はいろいろな形であらわれてきます。私たちが明らかにしたのは、免疫細胞や免疫機能の老化でみられる免疫機能障害の1つのタイプだと考えていますが、体内時計の急性および慢性の乱れは、おそらくほかにもさまざまな形で免疫機能に異常を引き起こすのではないかと考えられています。

さらに、体内時計の老化に関係することで、大きな問題になってくるのが認知症です。体内時計の乱れやズレ自体が認知症の直接の原因になるわけではありませんが、認知症の状態を悪化させる要因になっていると考えられます。

というのも、認知症になると非常に高い確率で睡眠障害を合併するのですが、この睡眠障害は、昼夜逆転などを特徴とする睡眠覚醒リズム障害というタイプなのです。昼間はいつもウトウトして夜になると不眠のために徘徊《はいかい》するという、介護者をもっとも悩ませる症状の1つとなっています。

その対策として、昼間は散歩に連れ出したり、軽い体操やレクリエーションで活動性を高めることで、夜は心地よい疲れで眠れるように導く認知行動療法が有効であると、国内外の研究によって示されています。これはまさに、老化して弱くなった体内時計を整えるよう、生活スタイルによって体内時計を助けることが有効であると示しています。

体内時計の乱れはメタボのリスクも!?

昼間に働いている日勤の人にくらべて、シフトワーカーは肥満傾向にある人が多いことが報告されています。先ほどもお話ししたように、シフトワークは生活スタイル全般に影響が及ぶので、不規則な食事や睡眠不足による食の嗜好《しこう》の変化が関係することは間違いないのですが、体内時計の乱れによって、体のなかの、それも細胞レベルで代謝機能が変化することの影響も、おそらく無視できない重要な要因だと考えられています。

あくまでも研究段階ですが、マウスによる実験でこんなことがわかりました。昼夜の周期に当たる明暗サイクルをどんどん変えていくことで（人間で言うと、きついシフト条件にマウスを置いて）、体内時計が激しく乱れるようにします。すると、どうなったかというと、1年ほどすると多くのマウスが脂肪肝になってしまいました。

マウスには通常の餌を与えており、規則正しい生活を続けたマウスでは滅多に脂肪肝になることはありません。ところが、非常に頻繁に明暗サイクルを変化させて体内時計が乱れ続ける状態にすると、脂肪肝になるマウスが目立って増えてきます。

原因は、体内時計の乱れによって代謝機能が異常になってしまったことでした。マウスにしても人間にしても、食事でとった栄養素を肝臓などの内臓や筋肉で代謝して、エネルギーや体をつくるための物質などを生成しています。ところが、その代謝機能がうまく働かなくなると、体内に中性脂肪など余計な脂肪分が増えて蓄積してしまいます。このマウスの場合、そのために異常なほどの脂肪肝になってしまった可能性が考えられます。

先ほど、「体内時計をきちんと整えておくことで、その人のパフォーマンスを最大限に発揮することができる」と述べましたが、それは細胞レベルの機能にも当てはまります。体内時計が整っていれば、とった栄養素はもっとも効率的な形で代謝されますが、乱れているとその機能はうまく働きません。その結果、代謝のバランスが崩れることで細胞内に脂肪が蓄積して、脂肪肝になってしまうのです。

さらに、体内時計の乱れで睡眠障害が起き、睡眠不足に陥ったり睡眠の質が下がったりすると、私たちの食の嗜好も変化するといわれています。体内時計の乱れは睡眠の質を下げ、糖分や脂肪分の多いものを食べてしまいがちになり、さらに肥満の原因になってしまう可能性が指摘されています。

体内時計の視点を取り入れた「時間医療」

医療の世界にも体内時計の仕組みが取り入れられているのをご存じでしょうか。体内時計の特性を利用した「時間医療」と呼ばれるものです。

医師の多くが経験しているのは、おそらく副腎皮質ホルモン製剤（ステロイド剤）の処方だと思います。抗炎症作用、抗アレルギー作用、自己免疫疾患に対する免疫反応抑制作用などがあるため、古くから薬として非常によく用いられており、飲み薬としても使われています。

この副腎皮質ホルモン製剤の飲み薬なのですが、処方がちょっと変わっています。通常の飲み薬の場合、1日6錠を3回に分けて服用してもらう処方だと、1回2錠を毎食後に服用してもらうことになります。つまり、朝2錠、昼2錠、夜2錠というように同じ量を処方するのが一般的です。ところが副腎皮質ホルモン製剤は、朝3錠、昼2錠、夜1錠、あるいは朝4錠、昼2錠、夜0錠というように、朝が多く夜が少ない処方をします。

これは、副腎皮質ホルモンの血中濃度に、朝高く夜低いという概日リズムがあるため、そうした自然のリズムと同じになるように、朝多く処方するわけです。この概日リズムをつくり出しているのは体内時計であり、朝になると副腎皮質ホルモンの分泌を促すのです。

もう1つ、時間医療の身近なケースとして、降圧薬の処方が挙げられます。

高血圧の患者さんのなかには、モーニングサージといって朝方に急激に血圧が上昇するタイプの人がいます。これは脳血管系の疾患リスクになるといわれており、通常の朝1回の降圧薬の服用だと、ちょうど薬の効き目が弱くなったときにモーニングサージが起きる恐れがあります。そのリスクに対処するために、降圧薬の服用時刻を夕食後に指定している医師も多いのです。

ただし、夜間の血圧の下がりすぎは脳卒中のリスクになるという指摘もあり、また飲み忘れるといけませんので、その人にあった服用時刻をかかりつけの医師と相談することが推奨されています。

また、これは一般的におこなわれているわけではありませんが、抗がん剤の副作用についても、点滴をおこなう時間によって差があることが知られています。抗がん剤には骨髄抑制という副作用があって、貧血になりやすくなったり白血球が減ったりしますが、点滴を夕方からはじめると、その副作用が低減できるという報告があります。

ただし、抗がん剤のような強い薬の点滴には、注意深い観察とケアが必要なため、それを夜の時間帯におこなうのは現実的でないのが実情です。医師や看護師の数が揃っている日勤帯でおこなうことが安全性のうえからも一般的であり、抗がん剤の時間医療はあまり普及していません。

抗がん剤の投与時刻による副作用の違いについては、科学的な意味では正しいのですが、医療の場合はそれだけでは不十分です。医師や看護師が十分な体制を整えることなどを含め、「安全性」が担保されてはじめて質の高い医療が提供できるのです。そのため、医療体制も加味して最適な治療法が選択されなくてはならず、総合的に考えないといけません。

そのような事情もあるのか、現在、欧米で実施されている大規模な臨床研究においてもなかなかすっきりとした結論に至っていないというのが現状です。

がんに限らず多くの病気は複雑で、「その病気そのものだけを見ていたのでは患者さんを治せない」というのは、研修医の頃に誰もが指導医から言われることです。体内時計のこともそれぞれの病気のことも、いまだにわかっていないことが山のようにあります。今推奨されていることも、未来永劫ずっと変わらないとは限りません。将来、時間医療のよい活用法が開発されれば、もっと患者さんにとっていい治療法も出てくるかもしれません。

「いつ使うか」で薬の体への影響度が変わることも

実は私が体内時計を研究しようと決心するきっかけになったのも、医療の現場での体験です。私は医学部の学生時代から、病気の研究に取り組むフィジシャン・サイエンティスト（研究医）になりたいと考え、研究室に入って実験をはじめていました。

そのとき指導を受けていたのが、のちに時計遺伝子の研究で世界的に有名になった岡村均先生（現・京都大学大学院薬学研究科教授）でした。岡村先生は、その頃、体内時計の研究をはじめようと試行錯誤しておられ、私はそれを横で見ていました。しかし当時は哺乳類の時計遺伝子も発見されていない時代で、「人間の体内でリズムを刻んでいることが、本当に重要なことなのだろうか？　生物学としてはおもしろいけれど、医学としてはどうなんだろう？　何か大切な意味があるのだろうか」と半信半疑だったのが正直なところでした。

ところが、1990年代半ば頃、私が消化器内科で研修医をしていたときのことです。当時は、ウイルス性肝炎の治療でインターフェロン注射という療法があり、入院患者さんに毎朝注射して回るのが研修医の仕事でした。

このインターフェロンはかなり強い薬で、副作用として高熱が出るほかに、睡眠障害やうつ病がありました。とくに、もっとも危険で注意を要する副作用として、添付文書に「自殺企図」という文字が赤で囲ってあったことをよく覚えています。

当時、私はある大手電機メーカーの健康管理室に週1回大学病院から派遣されていました。そこで出会った患者さんのなかに、ウイルス性肝炎で一時期入院したあと、退院して会社に復帰していた中年の男性がいらっしゃいました。

この男性が、仕事が終わった夕方に、「ほな、今日もお願いしますわ」という感じで、インターフェロンを打ちにくるのです。私は少々心配でしたから、「体調はどうですか？　めちゃめちゃしんどくて、仕事にならへんのとちゃいますか？」と尋ねたところ、答えは意外なものでした。

「いやあ、退院して夕方打つようになったら、副作用も軽くて、むちゃくちゃ楽ですよ！」

これには驚きました。そして、打つ時間によって副作用の出方がまったく違うということに加え、作用機序からは少し意外なうつ病という副作用も併せて考えると、「これは体内時計だ！」と直感しました。

もちろん、1人の例だけで決めつけるわけにはいきませんが、人の体の内部で体内時計が機能していて、重要な働きをしていることを目の当たりにして強い印象を受けたことを今でもよく覚えています。これは、本や論文で読んだ知識が現実の患者さんとつながった瞬間でもありました。この「納得感」があって、体内時計の研究を本気でやってみようかと思い立ったのです。

インターフェロンが体内時計の中枢に働きかけ、時計遺伝子に影響して体内時計の乱れを引き起こすというメカニズムが、九州大学大学院薬学研究院の大戸茂弘教授の研究によって明らかにされたのは、それから数年後のことです。

ちなみに現在では、ウイルス性肝炎については内服薬で多くが完治できる時代になっています。まさに素晴らしい夢の新薬の威力です。

今話題のSDGsも体内時計に大注目

シフトワークが体調に影響することは、昔から知られていました。労働安全衛生の観点から、どうすればよいかということも、もちろん一部では議論されてはいました。しかし、あまり大きな話題になることはありませんでした。体内時計の重要性が広く認知されているとは言えなかったのです。

2010年代半ばになると、大きなトレンドの変化がありました。SDGs（持続可能な開発目標）です。2015年の国連総会で採択されたSDGsでは、2030年までに達成すべき17の目標を定めています。そこには、「気候変動に具体的な対策を」「貧困をなくそう」などに並んで、「すべての人に健康と福祉を」「働きがいも経済成長も」といった従業員の健康維持につながる目標も定められています。

さらに、2017年に体内時計の研究に対しノーベル賞が与えられたことは非常に大きな転機となりました。ノーベル委員会のクリスター・ホッグ氏は「自分の体内時計に従わない生活を続けるとどうなるのか、その影響についての医学研究は今も続いている」と述べ、実際の人々の健康につながる体内時計の重要な意義を強調しました。SDGsと相まって、世界が変化しはじめたと感じています。

そして、体内時計がいかに私たちの日常の体調維持にとって大切なのかを肌感覚で教えてくれたのが、皮肉にも新型コロナウイルス感染症のパンデミックでした。ステイホーム、テレワーク、オンライン授業など、これまでの生活スタイルを根本的に変えてしまうこれらの「ニューノーマル」は、日常生活とともにある体内時計にも大きな影響を及ぼし、「なんか最近しんどい」『寝ても疲れがとれない』『ボーッとして調子が悪い』といったいわば「なんとなく不調」を訴える人が増加しています。体内時計と関連する健康問題は、これまで見えにくかった問題の本質を顕在化したと言えるかもしれません。もはやシフトワーカーだけの問題にとどまらず、誰にとっても非常に身近な健康問題であることが、多くの人に認知されるようになりました。

そして、企業においても社員の健康を重視した「健康経営」を目指そうという意識の変化がもたらされています。

「健康経営」とは「従業員等の健康保持・増進の取り組みが、将来的に収益性等を高める投資であるとの考えのもと、健康管理を経営的視点から考え、戦略的に実践すること」と定義されています（経済産業省）。

社員が健康になれば、単に病気や事故が減るだけではありません。生産効率が向上すると同時に、企業が提供する商品やサービスの質が高まり、ひいては企業全体の評価や利益がアップします。社員にとってはもちろん、経営者にとっても社会にとってもメリットがあるのです。

健康経営は、もともとは欧米の企業理念として掲げられたものが、「1人ひとりを大切にする」という近年のSDGsの精神とも呼応し、我が国においても経済産業省が中心となって健康経営顕彰制度の創設などの形で推進しています。本当に画期的なことで、これまでになかった素晴らしい社会的な流れだと感じています。ただ、「経営のために」ではなく、「社員の健康が経営にもプラスになる」という本来の精神が尊重されてほしいと思っています。

私の健康は、体内時計のおかげ!?

実は私、肥満度を示すBMI(ボディマス指数)が30を少し切るくらいという、やや太めの体形をしています。BMIは「[体重(kg)]÷[身長(m)の2乗]」で算出される数値で、WHO(世界保健機関)の基準では、25以上が太め、30以上になると肥満というくくりになりますから、見た目だけで言えば、いわゆる「メタボ」と思われがちです。

そんな私が毎年人間ドックを受けに行き、まず身長、体重そして腹囲を測定すると、決まって「特定健診・保健指導対象者に違いない」という感じで目を付けられてしまいます。

検査が一通り終了すると、血液検査の結果をもとに検診専門医が説明をしてくれるのですが、私の姿を見た医師は「おお、来たな。さあ、メタボの健康指導をしてやろう」という感じで手ぐすねを引いて待っているわけです。

ところが、医師は血液検査の表を見たときに、「あれ？」といういぶかしげな顔をします。

「いや、ええと、うーん、血圧も正常範囲内だし、血液検査もすべて正常です」

私は体形こそ太めですが、脂質異常はなく、血糖値、血圧も正常なので、メタボの診断基準から外れています。世の中では単に太っている人をメタボと呼んでいますが、正確には腹囲が男性で85㎝、女性で90㎝以上あり、脂質異常、高血糖、高血圧の3項目のうち2項目以上が基準値から外れてはじめて、メタボリックシンドロームと診断されます。ですから、見た目に反して、今のところ、私はメタボではないのです。

その理由を言うと手前味噌になってしまいますが、4章で述べる「光」「食事」「軽い運動」を活用した規則正しい生活を意識し、体内時計を整えることを実践しているからではないかと、個人的には信じています。もともと両親から受け継いだ体質があるとは思いますが、おそらくそれだけではないでしょう。

もちろんこれは私1人の体験に過ぎませんし、もっとやせるに越したことはないのは大前提です。それでも、体内時計の研究を通して、その働きを知れば知るほど「体内時計を活用しない手はない」と確信するに至っています。

けっして激しいトレーニングをしているわけでも、厳しい食事制限をしているわけでもありません。ただ、生活のなかで、体内時計を意識しているだけです。

当然、腹筋が割れて逆三角形の体になることはありません。しかし、現代社会で陥りがちな、厄介な睡眠のトラブルやメタボのリスクは間違いなく減らしてくれます。無理をすることなく、私を穏やかに「正常範囲」に導いてくれる。そして、時には自分を甘やかしてしまいがちな私を優しく受け止めてくれるのが「体内時計」なのです（ただ、これからはもう少し運動をしようと思っています）。

いわば「縁の下の力持ち」のように、私たちの健康を支えてくれる「インフラ」が体内時計だと私は思っています。まさに、体内時計の役割とは「よい状態を保ち続ける」ことにあるのです。

実際に私がどんな生活習慣を心がけているのかは4章で紹介することにして、まずは体内時計がどんなものなのか、説明していきましょう。

1章

脳と細胞にある「2つの体内時計」の秘密

体内時計研究のはじまり

2017年10月2日、ノーベル生理学・医学賞の発表がありました。受賞者はアメリカの研究者、マイケル・ヤング博士、ジェフリー・ホール博士、マイケル・ロスバッシュ博士の3名。受賞理由は、体内時計を創り出している時計遺伝子とそのメカニズムの発見でした。具体的にどのような研究だったのかは、のちほど解説することにして、まずはこれまでの体内時計に関する研究について、その歴史を簡単に紹介しましょう。

体内時計に関する研究には、大きく分けて「植物」「睡眠」「動物」「遺伝子」という4つの流れがあります。

植物を対象にした研究は、いわば体内時計研究のもっとも古い歴史を持つ「元祖」といってよいでしょう。古くは古代ギリシャに遡《さかのぼ》ります。ネムノキが夜に葉を閉じて眠るように見える様子は、当時から不思議に感じられていたようです。

時代が下ると、花によって開花時刻が定まっていることが知られるようになり、スウェーデンの博物学・植物学者カール・フォン・リンネが18世紀に「リンネの花時計」を考案します。開花時間の異なる花を花壇に何種類か並べて植え、どの花が咲いているかで時刻がわかるというものです。このあたりから、植物は時計の役割をする機能を持ち合わせているのではないかと考えられはじめました。

睡眠を対象にした研究は、医学の分野からはじまりました。人はなぜ寝るのかという哲学的な命題からはじまり、20世紀初頭になると、睡眠をとらないとどうなるかを確かめるために、犬の断眠実験が世界ではじめて日本でおこなわれています。睡眠も体内時計も掴みどころがない現象ということもあって、体系的な科学として睡眠と体内時計の関係の研究が進んでいくのはかなり後のことでした。

睡眠研究については、現在、筑波大学国際統合睡眠医科学研究機構の機構長である柳沢正史教授や、東京大学大学院医学系研究科の上田泰己教授といった世界的スーパースターが素晴らしい研究成果で世界を引っ張っています。

さらに１９５０年代から、人を含めた動物の生体リズムの研究が、ユルゲン・アショフとコリン・ピッテンドリックという2人の偉大な生理学者によって、学問として形づくられていきました。さらに人の体内時計と睡眠の研究については、アショフ先生のお弟子さんでもある北海道大学の本間研一名誉教授・本間さと特任教授ご夫妻が、長年にわたりこの分野を牽引してこられました。日本の体内時計研究は本間先生抜きには語れません。

そして、体内時計研究を決定的に推し進める原動力となったのが、時計遺伝子の発見です。1970年代初頭には、遺伝子についての研究がはじまります。アメリカのシーモア・ベンザーという生物学者がショウジョウバエを使って、たった1つの遺伝子の異常によって、サナギから成虫になる「羽化」の概日リズムが異常になることを発見しました。そこではじめて体内時計を司る時計遺伝子の存在が明らかになったのです。そして、この時計遺伝子を中心にして、時間を測るシステムを解明したのが、冒頭で述べた3人のノーベル賞受賞者です。

生物は体内時計とともに生きている

体内時計を持っているのは人間だけではありません。人間を含む哺乳類はもちろん、鳥類や爬虫類《はちゅうるい》、両生類、魚類に至るすべての脊椎動物に体内時計があります。さらに、ハエなどの昆虫にも体内時計があります。

それだけではありません。先ほどの植物や微生物などの単細胞生物にも体内時計はあります。つまり、地球上のほとんどの生物に体内時計があるといっても差し支えありません。

少なくとも太陽の影響を受ける生物は、ほとんど体内時計を持っているといってよいでしょう。

興味深いのは渡り鳥です。どのようにして、長い距離を渡っているのか、昔から不思議に思われてきましたが、その秘密の一端に体内時計が関係しているという報告があります。自分が持っている体内時計と太陽の方向を照らし合わせて、進んでいる方向を理解しているというのです。いわば、体内時計がコンパスの役割を果たしているわけです。

昆虫のチョウにも渡りをする種類があり、やはり同じように体内時計をコンパスにして方向を理解しているようです。チョウはさらに磁場を感じているという報告もありますが、まだすべてが解明されているわけではなく研究が続けられています。

いずれにしても、鳥やチョウが何千キロも離れた場所に、きちんと渡りができることにも体内時計がかかわっているという話は、生物の仕組みの巧妙さに驚かされるのと同時に生命の不思議に対する畏怖《いふ》の念を感じます。

「2つの体内時計」を持っていた！

序章では、体内時計はほとんどすべての細胞にあると書きましたが、それがわかったのはそれほど昔のことではなく、2000年前後のことです。それまでは、脳の視床下部にある視交叉上核のみに存在すると考えられてきました。これは前に「親時計」として紹介しました。ここが睡眠覚醒リズムや行動リズムなどすべての概日リズムをコントロールしており、末梢の臓器や器官には体内時計がなくても問題がないと思われてきたのです。

1998年から2001年にかけて、全身の臓器や組織に体内時計があるだけでなく、体から採取して培養した細胞にも体内時計があることが証明されてきました。しかし、それでも視交叉上核が体内時計の中枢であることに変わりはありません。そのため、視交叉上核の体内時計を中枢時計あるいは「親時計」、それ以外の内臓などにある体内時計を末梢時計あるいは「子時計」などと呼ぶようになりました。

人間の場合、体内時計が光を感じるのは、光の刺激が目の網膜に届き、視神経の一部が直接視交叉上核に達することによります。視神経は網膜の神経節細胞から軸索《じくさく》と呼ばれる電線のような長い神経線維が束になってできています。おもしろいことに、視交叉上核に光情報を伝える神経節細胞には、ほかにない特徴があります。それは、青色光にのみ反応するということです。ブルーライトで体内時計が乱れるといったことを見聞きしたことがある人も多いのではないでしょうか。この視交叉上核に入力する神経節細胞が青色光に反応するために、ブルーライトが注目されているのです。

では、目のない植物やバクテリアは、どうやって光を感じているのでしょうか？

植物は、ほとんどの細胞で光を感じることができます。多くの植物の細胞にはさまざまな種類の光受容体という物質があります。ここで光を感じているのです。この光受容体は、哺乳類では、網膜のなかにのみ存在しています。特殊なタイプの光受容体が網膜以外にも存在するという報告もありますが、体内時計に影響する光受容体が存在するのは、もっぱら網膜だけです。

ちなみに、哺乳類のなかでも地中で暮らすモグラは目がないといわれていますが、実際にはかなり退化しているものの、光を感知することはできます。ですから、もちろん体内時計はあります。むしろ、一生の多くを地中で暮らしているからこそ、光には敏感です。

大昔から洞窟のなかに閉じ込められて暮らしていたために、目が退化してしまったブラインドケーブ・カラシンという魚がいます。これは、体内時計が退化して、あまりきれいなリズムを刻んでいないといわれています。洞窟のなかにいても体内時計が正常な魚もいるので、退化の仕方に左右されるのでしょう。

深海魚はどうかというと、深海魚を捕まえてきて体内時計があるかどうかを調べるのはなかなか難しいのですが、体内時計を正常に持っているものもいれば、なかには退化したものもいるのではないかといわれています。

進化の過程で手に入れた体内時計という武器

体内時計は、それぞれの生物が地球環境に適応するために獲得したと考えられています。地球上に生命が誕生して以来、地球の環境に適応して生き残るために体内時計が果たした役割は、非常に大きいと考えられています。

35億年以上前に地球上にあらわれた原始的な単細胞生物として、光合成をおこなうシアノバクテリア（藍藻《らんそう》）という細菌があります。進化的にみると非常に古いこの細菌もまた、体内時計を持っています。ですから、体内時計の仕組みは生命誕生とともにできはじめたと考えてよいでしょう。

オゾン層が形成される前の地球では、太陽が顔をのぞかせる昼間というのは、有害な紫外線や放射線が降り注ぐ危険な時間帯でした。生物が生き延びるには、有害な紫外線や放射線から逃れるために、朝が来ることを予測する能力が必須だったに違いありません。

シアノバクテリアは、もともと海中に暮らしていた細菌でした。太陽の光を利用して光合成をするのですが、有害な紫外線に当たりすぎると遺伝子が壊れてしまいます。そこで、とくに有害な紫外線の多い時間帯は海の深いところに沈み、紫外線が少なくなってくると海面近くに上がってくるという性質があったとも解説されています。

シアノバクテリアは体内時計を獲得したことで、このようにして有害な紫外線から逃れることができ、淘汰《とうた》されることなく現在まで生き残ることができたといわれています。

オゾン層が形成されると、昼間の紫外線や放射線の心配は減りました。そうなると、昼は暖かく夜は暗く寒いという環境サイクルへの適応が、どの時代の生物にとっても必須の条件になってきます。天敵から逃れ、食物を獲得し、子孫を効率的に残すために、ある生物は昼間に活動することを選び、別の生物は夜間に活動することを選びました。

このように、生物にとっての普遍的な営みのすべてに体内時計が深くかかわってきたのです。地球環境への適応の過程で、体内時計がいかに重要な意味を持っていたのかがうかがえます。

ちなみに、このシアノバクテリアですが、体内時計をつくっているのはＫａｉＣ（カイシー）という時計タンパク質です。ＫａｉＣタンパク質には驚くべき性質があります。実は、ＫａｉＣタンパク質そのものに24時間周期を生み出す性質があります。試験管内にＫａｉＣタンパク質を入れておくと、それだけで24時間周期を刻みはじめるのです。この特性を発見したのは名古屋大学理学研究科の近藤孝男名誉教授です。この発見もノーベル賞級といわれています。

ヒトをはじめとする哺乳類ではまだこのような24時間周期の特性を持ったタンパク質は発見されていません。ヒトにも同じような仕組みがあるのかどうか、非常に興味深いところです。私は、あると思っています。

夜行性、昼行性は環境次第で変わる

動物が昼行性か夜行性かは、それぞれが進化の過程で生き残るために選んだ道です。食べ物を採るには周囲がよく見える昼間のほうが好都合ですから、それを優先した動物は昼行性になりました。

哺乳類は全体としてみると、夜行性のほうが多いと言えます。食べ物が見つけにくくて不便そうに思えますが、それよりも自分が食べられないために選んだ道でした。恐竜が生息していた時代から、恐竜に襲われないよう、哺乳類が隠れて暮らしていた名残だとも考えられます。

その生物が昼行性か夜行性かは、大筋で遺伝的に決まっていると考えられていますが、実はそれほど厳密なものではなく、置かれた環境によっても左右されることが報告されています。環境によって変わる体質のようなものかもしれません。

ヨーロッパの研究者で、マウスを使っておもしろい実験をする人がいました。マウスはほかの小型の哺乳類と同じく、捕食者から身を守るため、夜行性の動物です。そこで環境が変わればどうなるかを確かめるため、何匹ものマウスを庭に放して観察したのだといいます。

すると、餌が乏しい野生に近い環境だと、マウスは自力で餌を探さなくてはいけないので、昼行性になったのだそうです。ここからも、昼行性か夜行性かというのは厳密なものではなく、状況によって変化する、いわば「柔らかい特性」であることがうかがえます。

ところで、それらのマウスですが、ごそごそと庭で動いていたものだから、天敵の鳥が襲ってきて、みんな食べられてしまったといいます。それでは実験が続けられないので、研究者は庭に屋根を取り付けて、改めて実験をやり直したという話です。

人間の祖先もかつては夜行性だった？

捕食者と被捕食者の関係について、もう少し考えてみましょう。サバンナに生きるライオンは昼行性で、昼間に狩りをして食物を得ています。夜に活動をしてもあまり食べ物が得られませんから、夜はゆっくりと寝ているわけです。

サバンナの小動物たちはどうかというと、食べられることを恐れて夜行性となり、昼間は穴のなかに潜って休息をとり、夕方になると活動をはじめます。

一方、シマウマやヌーは昼行性です。こうした大型の動物にとって、サバンナは隠れる場所が多くありませんし、穴に潜るわけにもいきません。そこで、群れでいることで襲撃を避けつつ、食べ物である植物を得やすい昼間に行動することを選んだわけです。要は、どの動物も環境に適応して昼行性か夜行性かを選んだのです。

では、人間はどうでしょうか？　一般に、「人間は昼行性だから、日が出ているあいだに行動するのが健康的」と考えられていますが、それは本当でしょうか。

大昔、人間の祖先の霊長類は昼行性へと移行し、長い時間をかけて昼間の生活スタイルに適応していったとの説が報告されています。人間の体もある程度柔軟に適応する能力があり、夜勤専門の人はそれだけで不健康だと考えるのはあまり適切ではありません。自分の体内時計を夜型に適応させて、それに従って規則正しい生活を送っていくことができれば、それほど大きな問題はないのです。

ただし現代人には「昼型」「夜型」というタイプの違いがあることが知られています（3章参照）。自分に合った生活スタイルを知ることは体調維持にもつながるので大切です。

もちろん、日光にまったく当たらないと、ビタミンDが体内で生成できないといった問題はあります。ですから、真っ暗闇のなかで過ごすのは具合が悪いのですが、だからといってなんでもかんでも夜型が体に悪いというわけではないのです。ただ、社会生活を送るうえで、完全にずっと夜だけ活動するという生活はなかなか難しいとは思いますが。

体内時計の周期と地球の自転周期にはズレがある

1日は何時間あるかと聞かれれば、どなたも24時間だと答えるでしょう。そんな常識以前のことを聞くなと怒られるかもしれませんが、では人間の体内時計の周期は何時間かご存じでしょうか？

それは、24時間ぴったりではなく、もう少し長い周期を持っています。最近の研究では24時間10分あるいは15分などといわれていますが、24時間半から25時間という報告もあります。いずれにしても、不思議なことに24時間ちょうどではありません。

では、すべての哺乳類の体内時計が24時間より長い周期かというと、そうではありません。例えば、マウスは24時間よりも短い約23時間半という周期ですし、同じネズミ科のラットは逆に24時間より長い約24時間半です。

このように、それぞれの生物種において、特有の体内時計の周期があることがわかっています。もちろん個体差もありますが、この周期は生物種によっておおよそ決まっています。人間で24時間より短い周期の体内時計を持っている人はまずいませんし、マウスで24時間より長い周期のものがいたらそれは異常です。

それぞれの体内時計の周期は遺伝的に決まっているのですが、それぞれの動物種に特有の周期を決める正確なメカニズムはまだわかっていません。またおもしろいことに、体内時計の周期が24時間ぴったりという動物は発見されていません。長いにしろ、短いにしろ、ほんの少しだけズレているのです。

このわずかなズレは、3章で説明するように、太陽の光を浴びることで24時間ぴったりの周期にリセット（修正）されます。これは体内時計と地球の自転周期とを同調させるために、欠かせないものだと考えられています。逆に言えば、光を浴びずにいると、どんどん体内時計が実際の生活時間からズレていく可能性があるのです。とくに人間は、放っておくと体内時計がどんどん遅れていってしまいます。

それにしても、人間を含めた生物の体内時計の周期が、地球の自転周期とほぼ一致しているというのは、なんという不思議でしょうか。もちろんこれは単なる偶然ではなく、地球環境に適応するために進化の過程で獲得したものですが、われわれヒトも含めて生物が地球の一部であることを、はっきりと物語っています。

ノーベル賞の研究が解明した体内時計の仕組み

それでは、いよいよ体内時計の核心となる時計遺伝子について説明していきましょう。すでに紹介した通り、時計遺伝子と体内時計システムの研究に対して、２０１７年にノーベル生理学・医学賞が授与されました。

受賞者の３人はショウジョウバエの体内時計の研究者で、ショウジョウバエから時計遺伝子を取り出して、それがどういう仕組みで約24時間の周期を生み出しているのかを明らかにしました。ショウジョウバエの体内時計の仕組みは、哺乳類とほとんど共通していることがわかっています。以下、哺乳類の時計遺伝子を例に説明します。

体内時計のシステムの中心になっているのが、細胞の核内にあるＢＭＡＬ１（ビーマルワン）、ＣＬＯＣＫ（クロック）という2種類のタンパク質です。この２つがセットになり、

Ｐｅｒ遺伝子（正確にはPeriod／ピリオド遺伝子）やＣｒｙ遺伝子（Cryptochrome／クリプトクローム遺伝子）などの時計遺伝子に働きかけることで、体内時計のリズムをつくっています。

順を追って説明しましょう。まずＢＭＡＬ１とＣＬＯＣＫからの働きかけによってＰｅｒやＣｒｙなどの時計遺伝子が増えていきます。そもそも遺伝子というのは、生命活動に不可欠なタンパク質をつくるための設計図です。ですから、時計遺伝子が増えると、その設計図をもとにしてＰＥＲタンパク質やＣＲＹタンパク質という、いわゆる時計タンパク質も増えていきます。

ところが、ＰＥＲやＣＲＹといった時計タンパク質が一定量以上に増えると、今度は「もういっぱいだから、時計タンパク質はつくらなくていいよ」という情報が伝わります。すると、ＢＭＡＬ１とＣＬＯＣＫはＰｅｒやＣｒｙの時計遺伝子に働きかけるのをやめて、時計タンパク質の量が徐々に減っていきます。

そして、時計タンパク質が一定量以下に減ると、「少なくなったから、また時計タンパク質をつくって」という情報がもたらされます。ＢＭＡＬ１とＣＬＯＣＫがＰｅｒやＣｒｙ遺伝子に働きかけて、再び時計タンパク質の量が増えていきます。

【図3】体内時計の基本骨格をなす時計遺伝子の仕組み

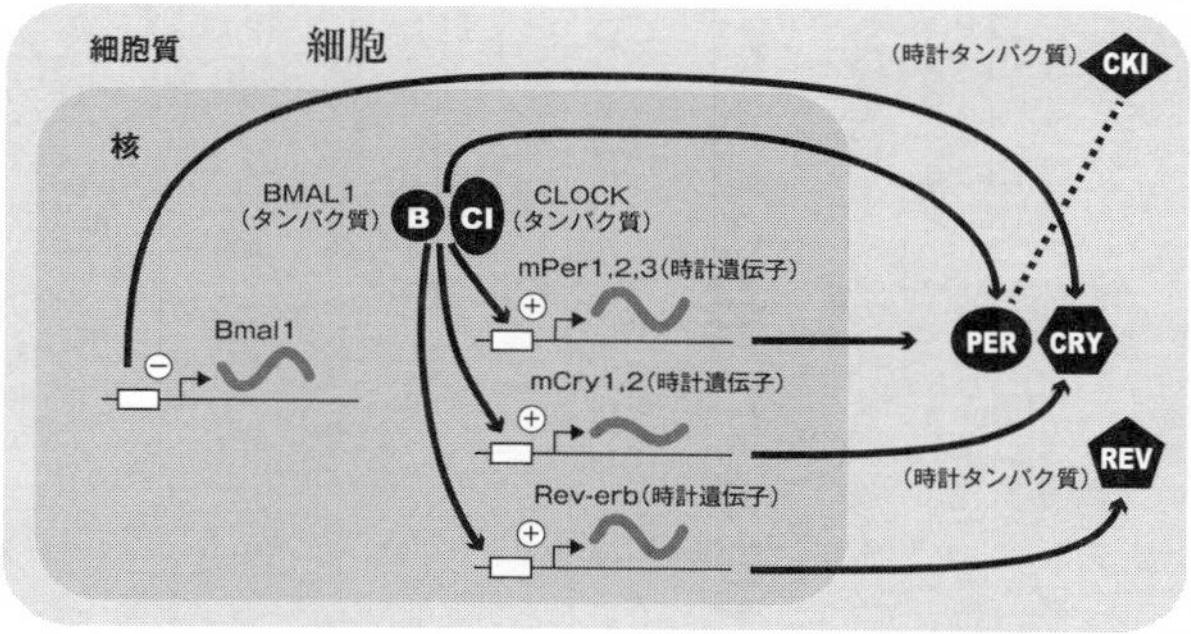

細胞のなかでは、BMAL1、CLOCK というタンパク質が時計遺伝子に働きかけることで、時計タンパク質の量を調整している。

そして、また時計タンパク質が一定量以上に増えると……ということを延々と繰り返しています。その繰り返しの周期が約24時間だというわけです。私たちの体は、時計遺伝子や時計タンパク質の量の増減にもとづいて、「昼になった」あるいは「夜が来た」という概日リズムを感じているわけです。

ですから、体内時計とは何なのかといえば、ここに挙げたどれか1つを指すのではなく、このシステム全体が体内時計であると考えるとよいでしょう。腕時計が歯車や文字盤や針の組み合わせで成り立っているのと同じように、体内時計は時計遺伝子や時計タンパク質、それからあとで述べるｍＲＮＡなど、さまざまなもので構成されています。時計遺伝子は体内時計の部品、例えば腕時計の針に当たるものと考えるといいかもしれません。

実際はもっと複雑なメカニズムになっており、時計遺伝子についても、これ以外にいくつかの種類がありますが、ここに挙げたBMAL1、CLOCK、PERタンパク、CRYタンパク、Per遺伝子、Cry遺伝子などが体内時計の心臓部と言えます。

体内時計は、単に24時間周期で遺伝子やタンパク質の増減を繰り返すだけではありません。その増減は、睡眠覚醒、血糖値の変動、自律神経の調整、ホルモンの分泌など、生理機能のリズムをコントロールしており、さらにそうしたリズムが玉突きのようにして、体内のさまざまな機能にかかわっているのです。

タンパク質の合成にかかわるmRNA

もう少し詳しくみていきましょう。時計遺伝子から時計タンパク質をつくる過程では、mRNAが活躍しています。

mRNAとは、遺伝子に書かれた特定のタンパク質の設計図を転写して、メッセンジャーとして核から細胞質に設計図を伝えるものです。その設計図を細胞質にあるタンパク質合成工場であるリボゾームが読み取ると、タンパク質がつくられるわけです。

時計遺伝子でいうと、ｍＲＮＡは例えばＰｅｒ遺伝子を〝鋳型〟にして設計図をコピーしたのちに、Ｐｅｒ遺伝子から離れていきます。次に細胞質にあるリボゾームがｍＲＮＡに記された設計図に従って、ＰＥＲタンパク質をつくっていきます。

そして、ＰＥＲタンパク質が一定量に達すると、今度はＰＥＲタンパク質自身がＰｅｒ遺伝子からｍＲＮＡへの転写を抑える働きをするようになり、ＰＥＲタンパク質は徐々に分解されて減っていくわけです。

そのｍＲＮＡを体内で増やしたり減らしたりするのがＢＭＡＬ１とＣＬＯＣＫであり、ｍＲＮＡの増減に引き続いて起こるタンパク質の増減で、先ほど書いた通り、「昼だな」「夜になってきたな」という概日リズムを感じるのです。また、最近、このｍＲＮＡがメチル化という修飾を受け、その性質が約24時間周期で変化することがわかりました。単に遺伝情報の設計図を伝えるだけではないｍＲＮＡの役割にも注目が集まっています。

ｍＲＮＡというと、新型コロナウイルスのワクチンを思い浮かべる方も多いかもしれません。

時計遺伝子の場合は、ｍＲＮＡが体内（細胞の核の内部）でつくられました。それに対して、新型コロナワクチンの場合は、スパイクタンパク質というタンパク質の設計図をmRNAに書き込み、これを外から注射で打ち込むという形をとっています。テレビなどでご覧になったことがあるかと思いますが、コロナウイルスの表面にあるトゲトゲのような部分がスパイクタンパク質です。

ワクチン接種によって細胞内にmRNAが取り込まれると、細胞はmRNAに書かれている設計図を読み出してスパイクタンパク質をつくります。もちろん、細胞がつくるのはスパイクタンパク質の部分だけで、ウイルス本体が含まれているわけではありません。

次に、そのスパイクタンパク質が細胞外に出されると、それを免疫細胞が食べることでスパイクタンパク質に対する抗体産生につなげるという仕組みです。そのようにして、新型コロナワクチンが効果を発揮するわけです。

これまでのワクチンは、タンパク質そのものを注射するタイプが多くありました。死んだウイルスそのものや、そのウイルスが持っているタンパク質を注射したのです。インフルエンザワクチンは、合成したタンパク質を注射するというものでした。

今回のmRNAワクチンは、その前の段階であるタンパク質の設計図を注入するというのが新しい点です。遺伝情報を注射するというと心配になる方がいるかもしれませんが、

mRNAは非常に不安定で長く存在することができません。また、mRNAは単独では細胞の遺伝子に入り込むことができません。ここが重要な点です。DNAを細胞に注入すると、ごくまれに遺伝子組み換えになってしまうことがありますが、mRNAを注入する場合はそのリスクがありません。

時計=「目に見えない時間」を測る道具

そもそも、時間といったい何なのでしょうか。

よく考えてみると、時間とは不思議なものです。物質でもなく、実体もありません。空間ならば、長さや奥行きを具体的に認識することができますが、時間となると目にも見えません。

ところが、私たち生物は、「時間」を間違いなく存在するものとして扱っています。もうすぐ夜がくるということも、しばらくすると朝がくるということも予測しています。

そして、正確に予測するには、きちんとした単位として時間を情報に変える必要があります。そう、目に見えない時間を、生物が扱える情報に変換して活用していくためのシステムが、この体内時計なのです。

ずっと昔のこと、人間は水時計や砂時計で時間を知りました。それは、一定時間における水や砂の増減によって、目に見えない「時間」を、目に見える数量に置き換える装置でした。水時計や砂時計のおかげで、人間は、目に見えない時間というものを、目に見えて使える「情報」の形に変換できたのです。

私たちの体に備わっている体内時計は、時間の経過によって時計遺伝子の発現が増えたり減ったり、また時計タンパク質の量や質が変化して、時間の経過を体全体に伝えているわけです。

つまり、時間の変化を、遺伝子の発現量などの変化に変換して情報化し、それによって時間を知ることができているのです。

ノーベル賞の受賞理由というのは、まさにそこにあります。ノーベル賞を受賞した3人のおかげで「なるほど、生物はこうやって時間というものを情報にして使えるようにしたんだ」と理解できるようになりました。

「親時計」と「子時計」の関係

哺乳類の時計遺伝子が発見されたのは、1997年のことです。この発見によって、視交叉上核以外の臓器や組織にも時計遺伝子が働いていることがわかり、「子時計（末梢時計）」の発見につながりました。

さらに、体から切り離して培養している細胞でも、同じように体内時計が時を刻んでいることがわかり、体内時計が全身の細胞に備わっていることが証明されました。

全身の細胞に体内時計があるという事実は、世界中で4つほどのグループが証明してきました。そのうちの1つに私の論文があります。私たちは、皮膚から採った線維芽細胞という培養細胞にも体内時計が備わっているかどうかを調べていました。線維芽細胞に時計遺伝子があることを確認し、その時計遺伝子をつぶしてみると、時計の周期が変化したのです。このことによって、視交叉上核と同じように、培養細胞にも時計遺伝子による完全な体内時計が存在していることを証明したわけです。

では、脳にある体内時計（親時計）と各細胞にある体内時計（子時計）は、どのような関係になっているのでしょうか？

実は、全身の細胞1つひとつに備わる体内時計を視交叉上核が束ねることで、秩序立った生理機能のリズムを維持しているのです。

まさに、親と子の関係のようなものです。全身にある無数の子時計がスムーズに動くように、親時計が見守り導いている様子を思い浮かべるとよいでしょう。

細胞内の「時間秩序」を守る体内時計

1つひとつの細胞内では、さまざまな代謝がおこなわれています。それぞれが極めて複雑な化学反応であり、しかも細胞のなかで同時多発的に起きています。

例えば、食事からとった脂質や糖質をさまざまな有用な物質に分解していく反応をはじめ、エネルギーを効率よく産出する化学反応の回路として、高校の生物の時間に必ず習うTCAサイクル（クエン酸回路）や電子伝達系も、当然ながらここに含まれています。

私たちが生きているあいだ中、起きているときも寝ているときも、仕事をしているときも食事をしているときも、全身の細胞でこうした化学反応が絶え間なく同時多発的に起きているのです。

すべての反応が調和して進むことで、私たちは健康に生き続けることができます。どの反応が欠けても全体の調和がとれなくなり、不具合が起きてしまいます。

こうしたさまざまな生命機能がちょうどいいところで保たれていることで、私たちは生きることができています。このバランスのとれている状態を恒常性（ホメオスタシス）と

【図4】体内時計による生理機能の時間秩序制御

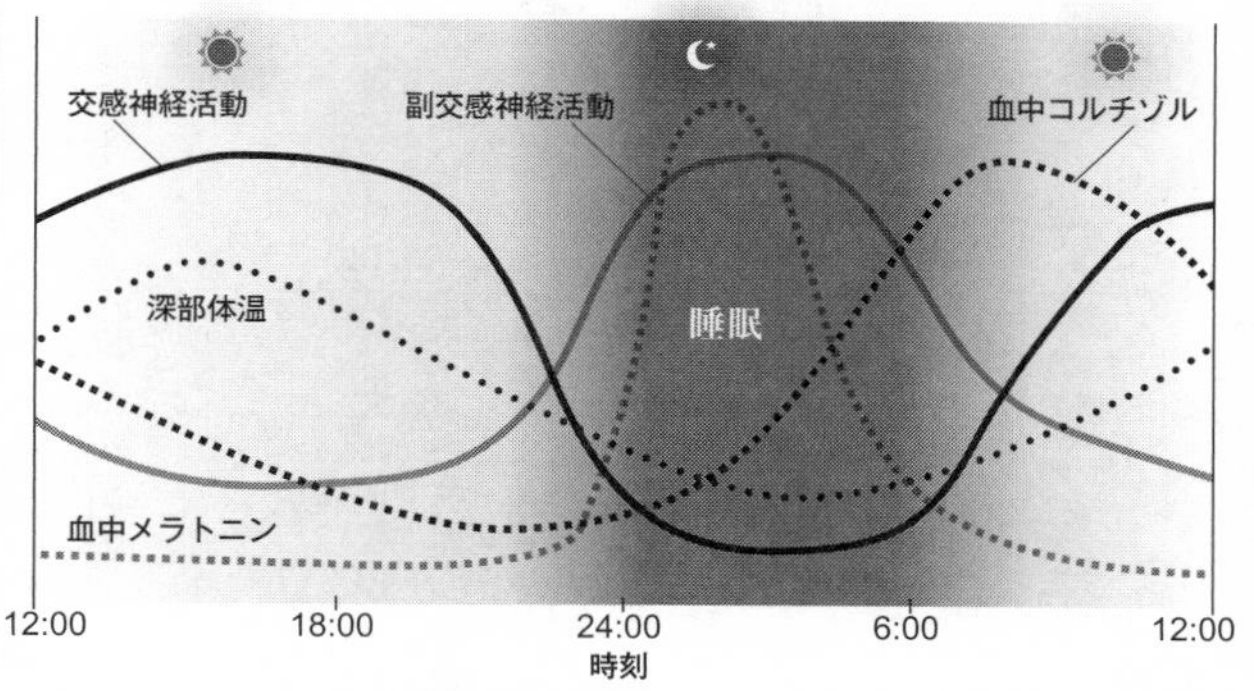

1日のなかでそれぞれの機能の活性が最高になるタイミングが決まっている。

呼んでいます。恒常性が維持できなくなると生物は生きていけません。

ここでとくに重要なのは、こうした細胞内で見られる化学反応というのが、必ず時間軸に沿って秩序立って起きていくという点です。これらの反応が無秩序に進んでいったらどうなるでしょうか。こちらの反応が早すぎたり、あちらの反応が遅かったりすると大混乱に陥ってしまいます。

もし、これが自動車工場だったなら、部品が不足して自動車ができなくなったり、逆に部品ばかり過剰に供給されて倉庫がいっぱいになることで、工場全体の操業に困難をきたしてしまうことでしょう。

同様に、細胞内での時間秩序が乱れると、

余計な物質がたまったり必要な物質が不足したりして、細胞内のバランスを崩してしまい、ひいては恒常性の維持が不可能になってしまいます。

では、そんなことにならないために、体内ではどういう仕組みがあるのでしょうか？

それは、さまざまな化学反応が時間を追って進むよう、全体の流れを統率する仕組みです。たとえてみれば、共通の時間の物差しを細胞内に置くということです。「このペースでこちらを進めて」「こちらがある程度進んだら、あっちもこのくらい進んでいるはず」という具合に、離れたところの別々の反応も、細胞のなかで調和がとれるわけです。

つまり、すべての反応が共通の物差しのもとで、秩序立って進んでいくことによって、全体のバランスがとれた状態になるのです。このようにして、時間の物差しを使って統率しているのが、全身の細胞にある体内時計の大きな役割です。しかも、その時間の物差しが体中で共通なので、離れたところにある細胞同士も同じ時間秩序のなかで機能を発揮することができます。何十兆個もある細胞で成り立っている私たちの体が、全体としてうまく調和して快適に生きていけるのも、このためです。生命にとって重要な「時間秩序」をつくり出しているのが体内時計なのです。

実は、視交叉上核の「親時計」があれば多くの生理機能のリズムには十分です。そのため、

【図5】階層を超えて「時間」を司る体内時計システム

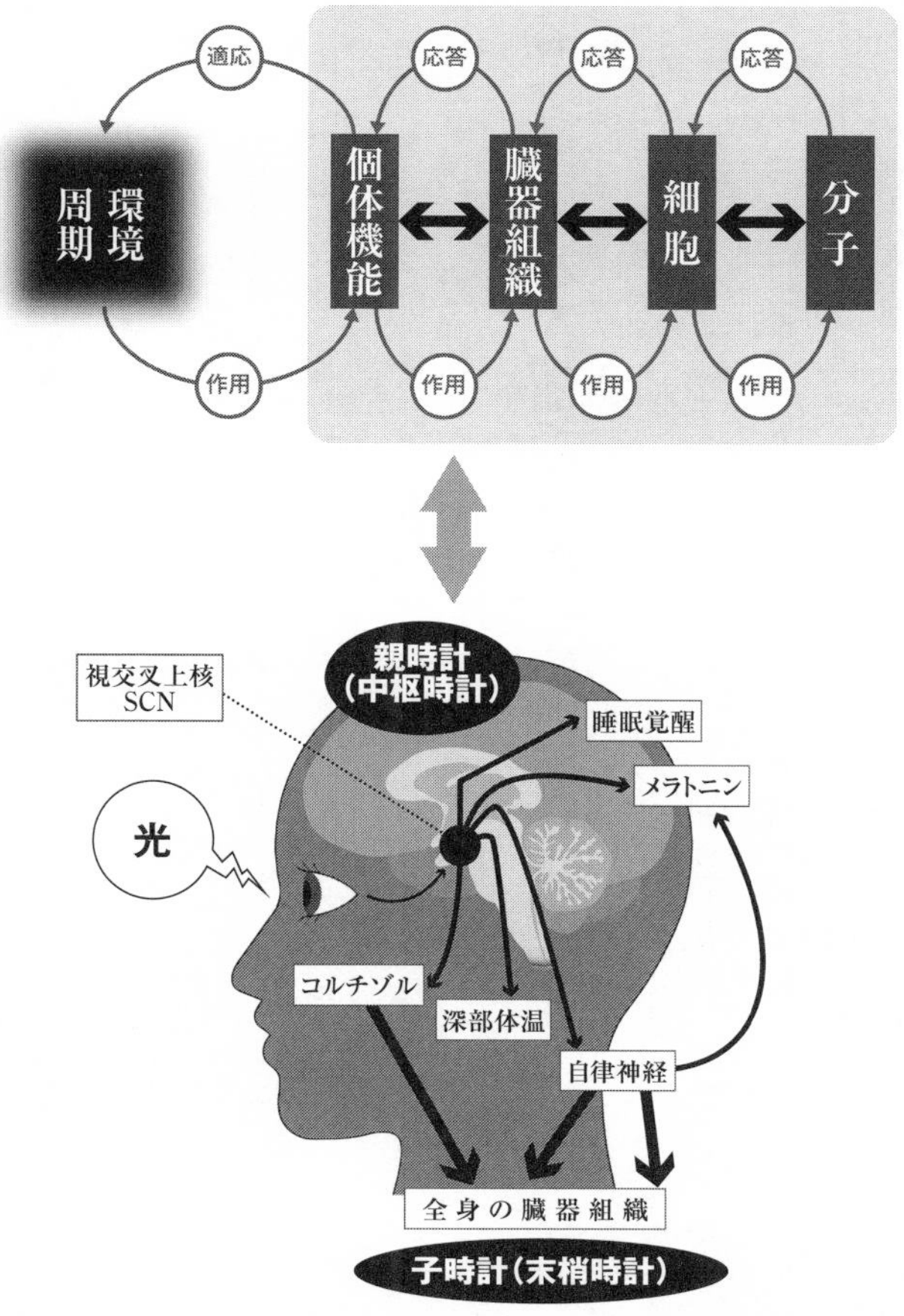

環境周期とのズレは、階層を超えて分子レベルの時間秩序に影響を与える。

「子時計」の役割についてはこの20年間議論が続いています。しかし、細胞内での同時多発的な化学反応がスムーズに進んでいくように整理することは、生命活動の根幹に直結する最重要の働きです。短期的には見えにくくても、長期的によい状態を保つためには大切な役割と言えます。

体内時計が存在する意味は、時間秩序を与える点にあるといってよいでしょう。だからこそ、すべての細胞に体内時計が存在しているのです。そして、その時間秩序は地球の自転周期と同じ約24時間となっていることで、細胞のなかの分子レベルの営みまでが地球の24時間周期の環境変化に同調し適応できるのです（図5参照）。

寝る前に食べると太りやすいのも体内時計が関係？

細胞内の代謝のネットワーク全体は、たとえてみればオーケストラのようなものです。そのなかにある糖質や脂質の代謝や、細胞内でエネルギーを産生するTCAサイクルなどの反応は、1つひとつの楽器、あるいは楽器群と考えるとよいでしょう。

そのオーケストラの中心にいるのが、体内時計という名の指揮者です。体内時計は、それぞれの反応系統に対して、「はい、こっちは強く活発に！」「こちらは少し抑えて」というように指示を出しています。全体が最善の状態を保てるように、リズムの調節をしているわけです。

代謝ネットワークの多くの部分が、体内時計のコントロール下にあることがわかっています。例えば脂肪の代謝では、脂肪組織への蓄積や脂肪の分解の日内リズムをつくり出しています。夜寝る前の食事は、この代謝リズムと合わないために、より太りやすくなってしまうことが知られています。

また、体内時計の最重要部品の1つであるBMAL1の働きが弱くなると、脂肪を代謝しきれず、いわゆる〝悪玉〟と呼ばれていたLDLコレステロールが血中に多くあふれ出てくることが報告されています。

生物というのは時間とともに存在しています。もちろん人間もそうです。時間秩序に従うことで順序立って反応が進めば、活動のためのエネルギーを効率的に生み出すことができますし、内臓も消化器も滞りなく機能します。

ところが、時間秩序がなくなると、うまくエネルギーが生み出せないだけでなく、不要なものを体外へ排出したり分解したりすることもできず、余計なものが体内に蓄積していきます。さらには、内臓全体の働きが悪くなり、糖尿病や動脈硬化といった疾患につながってしまうのです。

このように、基準になる時刻が細胞ごとにバラバラだったら困ります。脳の中枢から全身のすべての細胞に至るまで、基準になる時刻は同じ物差しで決められないと、体全体としてうまく働くことができません。これを体内時計の階層性制御と呼びます。

そこで、細胞内の時間秩序だけでなく、全身の時間秩序を守るために、視交叉上核にある親時計（中枢時計）が全身の子時計（末梢時計）をコントロールしているのです。

悪性度が高いがんは時間秩序がなくなっている

人体のなかには、わずかながら体内時計がない細胞もあります。その1つは、前にも書いた生殖細胞です。

実は、ほかにも体内時計が備わっていない細胞があります。それは、がん細胞です。がん細胞のすべてではありませんが、とくに悪性度の高いがん細胞では、体内時計がないか異常になっていることが多いと指摘されています。

そもそも、がん細胞の多くは分裂するスピードが速く、無秩序に増殖することが知られています。通常の細胞にある時間秩序がなくなっていることも原因の1つと考えられています。事実、進行の速いがんの細胞は体内時計を失っているケースが多く、それを裏付ける論文は数多く出ています。

ただし、なかには体内時計を持つがん細胞もありますので、がんと体内時計の関係は、はっきりと整理されたわけではありません。それでも、体内時計がなくなっているがん細胞は、体内時計を持つがん細胞よりも、たちが悪いという可能性は高そうです。

体内時計研究のこれからの課題

体内時計の研究に対して、2017年にノーベル生理学・医学賞が与えられたと述べました。そのとき私は内容の解説を依頼され、体内時計の概要を説明したのですが、どうしても残された課題の大きさにも言及せずにはいられませんでした。

それは、体内時計の研究が、まだ世の中に対して目に見える貢献をしていないということです。これは私だけでなく、ノーベル委員会の委員も同じようなコメントを述べていることからも、その重要さがわかります。

先にも述べたように、委員の1人であるクリスター・ホッグ氏は、「自分の体内時計に従わない生活を続けるとどうなるのか、その影響についての医学研究は今も続いている」と、概日リズム障害の克服に至っていない現状に触れています。

不規則な生活が不調や病気の原因になることは、昔から経験的に知られていました。その対策として言われてきたことは、「規則正しい生活をしよう」や「早寝早起き」です。

しかし、序章でも触れましたが、現代社会ではシフトワークをなくすわけにはいきません。新型コロナウイルスの感染拡大によって、エッセンシャルワーカーの重要性が改めてクローズアップされました。医療、消防、警察などは24時間機能していることが当たり前です。水道やエネルギー関連事業、物流、公共交通、生活必需品の小売り、ゴミ収集なども1日も滞ることがあってはいけません。

これらの職種の多くは深夜勤務や不規則な勤務体制が不可欠です。つまり、「シフトワークは体に悪いので、やめましょう」では何の解決にもならないのです。そこには、「タバコをやめましょう」というのとは違う難しさがあります。シフトワーカーの健康問題について考えるときには、「シフトワークはなくならない」ことを前提として考えないといけません。

体内時計研究には、まだまだ課題が山積しています。その1つが、こうしたシフトワーカー、エッセンシャルワーカーでも、体内時計をできるだけ乱さない方法を探ることです。

私は以前から、不規則な生活に由来する概日リズム障害に注目し、困難なこの問題を解決できないか模索を続けてきました。

体内時計の研究は、感染症や致死率の高いがんなどの研究とは違い、夢の新薬の開発のような、わかりやすい「もの」として見せることができません。むしろ、人々の日常生活にそっと寄り添うような暮らしのなかのヒントを提供する研究と言えるかもしれません。それでも、私を含め、日本中、世界中の研究者がこの問題に取り組み続けてきた結果、少しずつ理解が進み社会に還元できる成果も出はじめています。

そうした現状を考え合わせると、体内時計に対するノーベル賞授与は、3人の優れた研究成果に対する敬意と顕彰という意味にとどまらず、今後もさらに社会をよくするための研究が進められていくことへの期待と要請も込められているように思われます。

2章

体のなかで体内時計ができる仕組み

体内時計がつくられるプロセス

体内時計は進化的にも古く、地球上のほとんどの生物が持つ共通の仕組みだとお話ししてきました。私たち人間では、全身の細胞に体内時計が存在していることも述べてきました。

では、体内時計はいつできて、いつ時を刻みはじめるのでしょうか？　お母さんのお腹のなかに受精卵が宿ったときでしょうか？　それとも、おぎゃあと生まれ出たときでしょうか？

実は、どちらも正解ではありません。先に答えを言うと、体内時計ができるのは胎児のとき、それも受精からある程度時間がたって赤ちゃんの形ができた頃に、正確には器官形成期のあとに、全身の細胞に、そして脳の視交叉上核に形成されていくのです。

ご存じのように、私たちの生命は受精卵というたった1個の細胞からはじまります。受精卵は分裂を重ねて細胞の塊となり、さらに背骨のもとができて前後左右が定まっていきます。

そうなると、前後の軸に沿って「体節」という節《ふし》がつくられていきます。この節の1つひとつが、将来は椎骨という背骨などになっていきます。節がいくつできるのかも決まっていて、哺乳類ではキリンでも人間でもネズミでも、頸椎《けいつい》は7個です。体節をつくるこの時期の重要性については、のちほど改めて詳しく紹介しましょう。

その後、手足のもとになる原基や内臓も形成されていきます。この時期を器官形成期といいますが、この頃にはまだ体内時計はありません。器官形成期が終わって赤ちゃんの形になりはじめた頃、ようやく視交叉上核や全身の細胞に体内時計が形成されていくのです。

胎児には体内時計が必要ない?

これまで、哺乳類の胎児には生まれる少し前になるまで体内時計がないことがわかっていました。しかし、受精から胎児へと発生が進むあいだにいつどのように体内時計ができていくのかについては、これまであまり研究されていませんでした。なぜなら、哺乳類の赤ちゃんは母親のお腹のなかで育っていくので、母親の体温のリズム、ホルモンのリズム、食事のリズム、睡眠覚醒リズムなどの時間情報が伝わるので、胎児には体内時計が不必要なのだと信じられていたのです。

ところが、私たちの研究によって、そうではないことがわかってきました。

私たちは、マウスの胎児の心臓の組織に体内時計があるかないかを調べてみました。マウスは受精してから20日で生まれます。そのちょうど真ん中あたり、受精してから10日ほどたった頃、人間では妊娠8週頃に相当する組織を調べてみると、体内時計はまだありませんでした。1章で説明したようなCLOCKタンパク質ができないような仕組みが働き、体内時計が時を刻んでいないことがわかったのです。

ところが、もう少し時間がたち、生まれる3日前くらいのマウスの胎仔の組織には、すでに完全に体内時計が形成されていたのです。人間では妊娠20週頃の胎児に相当する時期といわれていますが、人間でもその頃には体内時計ができていることを示唆しています。

つまり、受精卵にも胎児の初期にも体内時計はありませんが、胎児期の途中で体内時計が形成されるということが明らかになったのです。

ES細胞やiPS細胞には体内時計があるのか

ES細胞やiPS細胞のようないわゆる万能細胞の場合、体内時計はどうなっているのでしょうか。

万能細胞とは、神経、筋肉、内臓など、どんな器官にもなりうる可能性を持った多能性幹細胞のことです。とくにiPS細胞については、2012年のノーベル生理学・医学賞

【図6】マウス胎仔における体内時計の形成

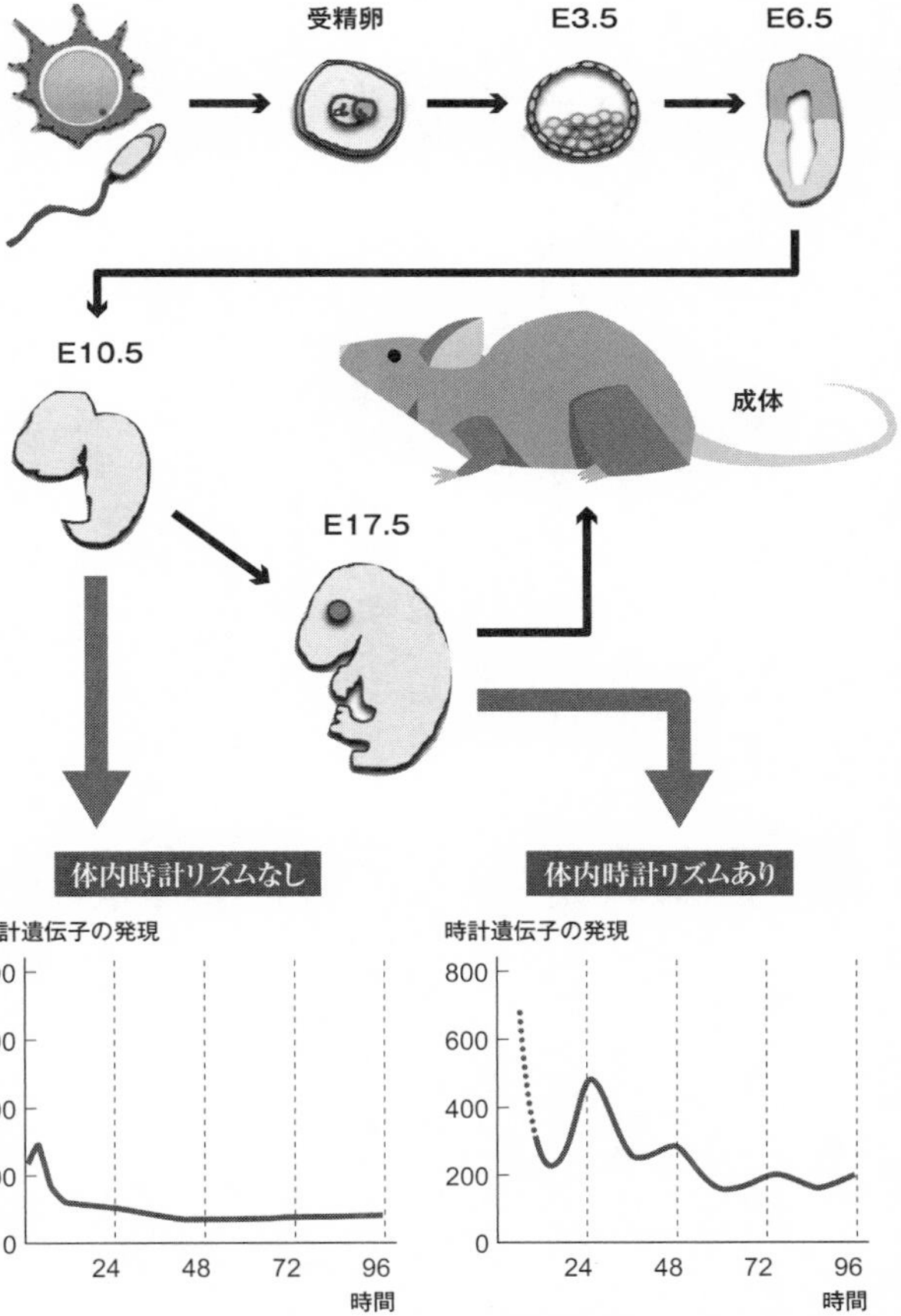

を受賞した山中伸弥教授の開発で知られていることから、ご存じの方も多いでしょう。

受精卵から発生が進み胎児が育っていく途中で体内時計が形成されるのと同様に、こうした万能細胞を培養していけば自然と体内時計が形成されるのでしょうか？　それとも、胎児とは違って、体内時計が形成されることはないのでしょうか？

実は、この疑問に関して、2010年に私たちが世界初の発見をしています。

まず、もともとのES細胞やiPS細胞には、すべて体内時計がないことを確認しました。ところが、ES細胞やiPS細胞を培養皿の上で育て、神経細胞や筋肉細胞などに分化させて2週間ほどすると、これらの細胞で体内時計がおよそ24時間周期のリズムを刻みはじめる様子が確認できたのです。しかも、細胞が分化して体内時計が形成された状態から、もう一度iPS細胞にリプログラミングすると、体内時計は再び消失します。しかも、このマウスのES細胞やiPS細胞でみられた現象は、ヒトのiPS細胞でも同じように確認できました。

ただ、おもしろいことに、ヒトのiPS細胞を培養皿上で分化させると、体内時計が形成されるまでの期間がマウスのときの5倍以上も長く必要でした。この現象は、マウスとヒトの妊娠期間の違いを反映している可能性があり、とても興味深い観察結果です。

この発見から、マウスと同じように人間の場合でも、胎児期に体内時計が形成されていくことがわかりました。つまり、体内時計を形成するうえで、母親からのリズム作用によってつくられるのではなく、胎児の細胞の1つひとつに体内時計をつくり出すプログラムがもともと仕組まれているのです。

ただし、のちほど述べますが、胎児に体内時計がつくられたあとは、母親の概日リズムが胎児に伝わります。妊娠中のお母さんは、やはり、できるだけ規則正しい生活を心がけるほうがよいと、これらの研究結果は改めて教えてくれています。

体内時計ができる前——受精卵~胎児(妊娠8週以前)

胎児の形ができる前は体内時計がない

1章では、地球上に生命が誕生した直後から、単細胞生物に体内時計が存在していたと述べました。

そうであれば、人間の胎児にはなぜ最初から体内時計がないのか、私は不思議に思って

います。受精卵からはじまる胎児の成長は、生物の進化をたどっているといわれていま
す。それならば、最初から体内時計があってもいいはずです。

最初から完成された体内時計のシステムがあれば、あとで述べるような体内時計形成に伴うリスクを抱える必要がありません。それなのに、人間の体内時計は、胎児期のなかでも比較的遅い時期に形成されていきます。なぜわざわざ「一から体内時計をつくり出す」という面倒なことをしなくてはならないのでしょうか？

詳しく調べてみると、受精卵から妊娠8週頃までのあいだ、母親の体内時計のリズムは、予想に反して、胎児に伝わっていないことがわかりました。どうやら、母親のリズムが伝わらないように「遮蔽《しゃへい》」（シールド）しているようなのです。

では、自分の体内時計もなく、お母さんからのリズムも伝わらないということは、何を意味しているのでしょうか。実は、この頃というのは、この章の冒頭で触れた「体節」をつくる時期に当たります。この体節形成というのは、脊椎動物の基本骨格を形づくる極めて重要な作業といってよいでしょう。

その時期の胎児のもととなる組織では、のちに背骨となる体節が、1つずつプチ、プチ、プチとリズミカルに刻まれていきます。この体節をつくるには、24時間周期ではない別の

リズムが必要なのです。

あえて母親の体内時計を遮断している？

胎児が体節を形成するための時計を「体節時計」と呼んでいます。体節時計の周期は、マウスで約2時間、人間だと約4時間です。その周期に合わせて、リズミカルに背骨のもととなる節をつくっていきます。ちなみに体節時計については、京都大学ウイルス・再生医科学研究所の影山龍一郎教授がこの分野の世界的権威であり、多くの重要な発見をされています。

体節時計は非常にデリケートでちょっとしたノイズでも乱されてしまいます。そのために、母親の体内時計の24時間周期のリズムを遮蔽しておく必要があるのかもしれません。

さらに興味深いことに、遺伝子を調べてみると、前述した時計遺伝子のPer遺伝子の1つが、どういうわけか、体節時計の要となる遺伝子Hes7（ヘスセブン）の隣にあるのです。これは何かあると考え、私たちは体内時計と体節時計という2つの「時計」が受精卵から出産までの発生過程でどのようにかかわり合っているのかに注目しています。

この関係について現在も研究を続けているところですが、周期が違う2つの時計がお母さんのお腹のなかで命を育んでいると考えると、「生命はリズムだ！」と叫びたくなります。

器官形成期が終われば、胎児の細胞は24時間周期の体内時計づくりをはじめます。その頃から、外部環境であるお母さんとつながって、さらに地球の自転と同期した外の環境のリズムに自分の体を合わせていくようになるのです。

体内時計ができてから——胎児期後期（妊娠5カ月以降）

母親の体内時計が胎児の体内時計に与える影響

背骨のもとになる体節がきちんとでき上がり、さらに引き続いていろいろな臓器もでき上がると、ようやく体内時計をつくる段階に移ります。ヒトでも妊娠5カ月くらいになると、胎児の細胞1つひとつに体内時計ができ上がり、その頃には母親のリズムが胎児にも伝わるようになると考えられます。

これを専門用語で「母子同調」と呼んでいます。母親の生活、ライフスタイルがストレートに赤ちゃんに伝わるのです。

先ほど触れたように、副腎皮質ホルモンのコルチゾルのリズムも胎児に伝わります。コルチゾルはストレスホルモンとも呼ばれることがありますが、もともとは生きていくためになくてはならないホルモンで、視交叉上核の作用によって朝に増加し夜に低下する明瞭な概日リズムを示します。強いストレスがかかるとコルチゾルが分泌され、このリズムが崩れてしまいます。コルチゾル以外にも、睡眠に関係し体内時計のリズム調節作用を持つメラトニンというホルモンも胎児に作用していることが知られています。

胎児の体の構造もしっかりとできてきて、体内時計に母親のリズムが伝わるようになると、次は胎児の体の機能的な面が充実していく段階に入ります。

例えば、脳のネットワーク、睡眠の調整、ホルモン分泌をはじめ、さまざまな機能的なリズムを整えていくプロセスが、この段階から生後数カ月まで続いていきます。こうしたリズムを整える時期においては、母親の生活リズムが胎児に伝わっていきます。

お母さんの胎内で赤ちゃんがつくっているのは、体の構造そのものだけではありません。細胞1つひとつに体内時計をつくっていますし、細胞同士のネットワークもつくりはじめています。ですから、まだヒトでどこまで影響があるのかはっきりとわかっているわけではありませんが、赤ちゃんが生まれてくる前にとどまらず、新生児期も含めて、お母さんの体内時計を整えることは大事なことのように思います。

睡眠覚醒リズムができるまで——生後間もなく

赤ちゃんは体内時計の働きが不十分

生まれたばかりの赤ちゃんに睡眠覚醒リズムがないということは、子育てを経験した方ならば、どなたも実感していると思います。赤ちゃんが誕生して歓びに浸ったのも束の間、家に帰ってきてまず直面するのは、昼夜を問わず2、3時間おきにミルクやおむつ交換を求めて泣き出す赤ちゃんの営みです。

赤ちゃんがスヤスヤ眠っているのを見て安心したお母さんがウトウトしはじめると、いきなり「ウェ〜ン(ミルクちょうだい)」。ミルクを飲んだら背中をトントンしてゲップを出したら、赤ちゃんは気持ちよさそうにスヤスヤ。それを見てようやく眠れると思い、まどろんだところを見計らったかのように、また「ウ、ウェ〜ン(おしっこ出た)」。

もちろん、赤ちゃんが悪いわけではないことはわかっているのに、お母さんは睡眠不足でイライラ。とくに、横で夫がぐーすか寝ているのを見ると、心の底から怒りが込み上げてくる……こんな経験をされたお母さんも多いのではないでしょうか。

赤ちゃんの体のなかで、すでに胎児の時代から体内時計ができていることは、前に述べた通りです。では、なぜ睡眠覚醒リズムがないのでしょうか？

それは、それぞれの細胞に体内時計はあっても、全身の体内時計のネットワークがうまくできていないからなのです。

しかもこの時期は、視神経が体内時計の中枢である視交叉上核にまだ届いていないので、光の刺激によって体内時計を整えることもできません。

睡眠覚醒リズムがはっきり出てくるのは、生後2〜3カ月頃です。おおよそその頃になると、ようやく昼間起きて夜寝るというパターンになり、外界の昼夜のサイクルに同調できるようになっていきます。それまでは、しばらくの辛抱です。とはいえ、お母さん1人に苦労を押しつけるのは過酷というしかありません。この時期はとくに周囲の協力が不可欠といっていいでしょう。

暮らしのなかで「母子同調」が進んでいく

前述のように、赤ちゃん自身は自分のリズムが完全にはでき上がっていませんが、身近にいるお母さんのリズムに影響されることは、マウスやラットなどの動物実験で示されています。

お母さんがミルクをあげたり、おむつを替えたりというように、一緒の時間を濃密に過ごすことで、お母さんの生活リズムに合わせる形で、自分の全身のリズムを調整し整える仕組みをつくり上げていくと考えられています。

胎児のときと同じように、生まれてからも「母子同調」があるのです。そのことは、マウスやラットでは多くの研究で認められていますし、ヒトでもそのように考えられています。

赤ちゃん自身のリズムをつくり上げていくうえで、両親や身近な家族の生活リズムは重要です。ですから、体内時計の機能発達という見地からは、生まれてからもしばらくは、お母さんやご家族もできるだけ規則正しい生活を送るのが理想だと思います。もちろん、まだわかっていないことも多く、新生児を持つ母親が不規則な生活をするとどうなるのか、と聞かれても明確には答えられません。エビデンスがないのです。

しかし、完全にわかるまで何も対処しないより、ある程度の科学的な妥当性が確認された段階だと断ったうえで情報を出していくことにも意味があるように思っています。とくに、昔からの言い伝えなどに科学的な裏打ちを与えるようなことであれば、日々の生活のことですのでかなり有用な情報になるのではないでしょうか。「知ること」の意味をそのように考えていただければ幸いです。

「添い乳」での事故を防ぐには

最近になって、いわゆる「添い乳」の事故がメディアで報道されました。「添い乳」というのは、お母さんが横になった状態で授乳することです。

育児に疲れたお母さんにとって、横になって授乳するのは楽ですし、赤ちゃんもそのまま眠ることができます。しかし、それと同時に大きなリスクがあります。授乳の最中にお母さんが眠ってしまうと、赤ちゃんが下敷きになって窒息する恐れがあります。それが原因で、痛ましい事故が起こっているということでした。

ここで重要なのは、「添い乳は危険です」というだけでは、添い乳の事故はなくならないということです。添い乳の事故は、体内時計の観点から読み解くと、別の景色が見えてくる問題だと私は思っています。

なぜそうした事故が起きるのかというと、お母さんの睡眠不足がその背景にあると考えられます。そして、その睡眠不足を招くのは、先ほども述べた通り、生後間もない赤ちゃんの体内時計の働きが不十分だからです。

2、3時間おきに赤ちゃんが目を覚ましてミルクを欲しがると、そのたびにお母さんは起き上がってミルクをあげないといけません。眠くて仕方がないのに、赤ちゃんが泣くものだから、あげないわけにはいきません。しかも、それが昼夜を分かたずに1日中ですから、お母さんが心身ともに疲弊してしまうのは当然のことです。

お母さんにとっては起き上がるのも大変で、本当に眠くてしんどくて、どうしようもなくて横になって母乳をあげる状態が、添い乳なのではないかと思っています。そうなると、お母さんは睡眠不足ですから、授乳中についウトウトしてしまうこともあるでしょう。

でも、眠ってしまって赤ちゃんにおおいかぶさると大変です。体重差がありますから、赤ちゃんはひとたまりもありません。報道によると、ほんの数分間眠っただけで赤ちゃんが窒息死してしまったケースも多いということです。

体内時計の研究者として、添い乳をしてしまう状況がよくわかるだけに、少しでも世の中のお母さんの救いになる解決法を考えるのも、私たちにできることの1つかもしれません。

3章

体内時計を整える生活習慣のヒント

生活習慣の影響を受ける体内時計

2章では、私たちの体内時計が生まれる前に形成され、生後の発達の過程で体内時計のネットワークが完成されることをお話ししました。体内時計は細胞にプログラムされているものなので、誰の体にも自然にでき上がるものなのです。

しかし、それと同時に、体内時計には外界のさまざまな環境に大きく左右されるという性質もあります。なかでも重要な要素は生活習慣です。例えば、不規則な生活を続けていると、体内時計のズレが持続してしまい、体に不調をもたらしたり、病気を招いたりしてしまいます。一方で、規則正しい生活パターンをつくっていけば、体内時計が整って心身をよい状態に保ってくれます。

体内時計は、視交叉上核の中枢時計と全身の細胞に存在する末梢時計がつくるオーケストラのようなものだとも述べました。オーケストラでは、個々の楽器の音色が大切であることはいうまでもありませんが、たとえ個々の音がよくても全体のハーモニーが整わなくてはいい演奏になりません。

それと同じように、体内時計も全体のネットワークが大切です。「親時計」である視交叉上核が指揮するリズムに乗って、個々の細胞や器官・臓器にある「子時計」が全体として調和がとれたリズムを刻むことが何より重要です。

では、脳の視交叉上核にある親時計の情報は、どのように内臓など全身にある子時計に伝わるのでしょうか?

その答えは、自律神経（とくに交感神経）とホルモン（とくに副腎皮質ホルモン）です。この2つが全身の体内時計のハーモニーを保つために重要な役割を担っています。

体内時計と密接な関係にある「自律神経」

自律神経と体内時計は深いかかわりを持っています。体内時計の中枢である視交叉上核は、実は自律神経の中枢がある室傍核《しつぼうかく》という部位と神経回路でつながっており、密な情報交換をしていることがわかっています。

自律神経は交感神経と副交感神経からなっており、バランスをとりながら、血圧、心拍、腸の蠕動《ぜんどう》運動、体温、代謝など、体全体の機能をコントロールしています。

例えば、元気に活動しているときは交感神経が優位になることで、血圧や心拍数が上がり血液の循環が増え、肝臓からのブドウ糖供給も促進し、筋肉などの運動機能が活発化します。逆に、寝ているときは副交感神経が優位になることで、血圧、心拍数、呼吸なども低下しますが、腸の蠕動運動は促進します。

いわば、交感神経と副交感神経がアクセルとブレーキのような働きをして、体全体の機能を「いい具合」に調節しているわけです。

交感神経＝活性化、副交感神経＝活動低下、というイメージがあるかもしれませんが、臓器ごとにその機能が活性化するか抑制されるか違ってきます。交感神経が活性化しているときは消化管への血流は低下し、蠕動運動も抑制されます。もともと、危険が迫って、逃げたり戦わなくてはならないときに活性化するのが交感神経ですから、そんなときに悠長にご飯を食べることはしないですよね。このように、自律神経は、非常に合理的に目的に沿った調節がされています。

こうした特徴がある交感神経と副交感神経の活動は、明瞭な日内変動、つまり概日リズムがあります。昼と夜で大きく活動性が変わるのですから、当然のことと言えます。この概日リズムは、もちろん日常の活動や運動などの影響を非常に大きく受けますが、視交叉上核の親時計の作用もかかわっています。

ですから、不規則な生活によって視交叉上核の親時計が乱れてしまうと、自律神経のリズムもその影響を直接受けて大きく乱れてしまいます。すると、全身の子時計とのズレも大きくなり、「正しいタイミングで最適な機能が働く」という体内時計システム全体としての役割が果たせなくなるのです。

体内時計の小さなズレからはじまる自律神経調整障害

自律神経は、血圧、内臓の働き、メラトニンや副腎皮質ホルモン分泌への影響、発汗や冷えに至るまで、さまざまな機能をコントロールしています。ですから、自律神経が異常になると、こうした機能すべてに影響を及ぼしてしまい、「だるい」「しんどい」といった症状が出てきます。ひどくなると、朝起きることができなくなる「起立性調節障害」という病気になることもあります。

実際に、中高校生などで朝起きられず学校に行けないという生徒が増えているという話を耳にしますが、体内時計のズレがひどくなることで陥る「概日リズム睡眠覚醒障害」では、自律神経の調節障害を合併しているケースが非常に多いといわれています。

そして、ここが重要な点なのですが、このような状態にある人でも、もともとは睡眠リズムが崩れるなど、ちょっとした生活パターンの乱れからはじまっているということです。ちょっとしたズレの状態であれば、すぐに解消して元通りのよい状態に戻ることができます。しかし、体内時計のちょっとしたズレを客観的に検知することは非常に難しく、これまでは簡単に計測できる機器がありませんでした。初期の段階で計測できれば、悪循環に陥る前に対処できるのですが、それは非常に難しく現在でも実現していません。

体内時計の役割である「時間秩序を与える」という根本原理が、どのように私たちの生理機能にまであらわれてくるのか、というところを観察できれば、ちょっとしたズレを検出し、細胞レベルでいい状態に整えることができるのではないかと考えています。しかし、その実現はまだもう少し先のようです。いずれにしても、「なんとなく不調」のときには、体内時計がズレている可能性を頭に浮かべることで、早めの改善につながると私は考えています。

体内時計を整える3要素

では、乱れかかっている体内時計を整えるには、どうすればよいのでしょうか?

それは、正しいタイミングで正しい刺激を与えることです。具体的には、「光」「食事」「運

【図7】体内時計に影響を与える3つの因子

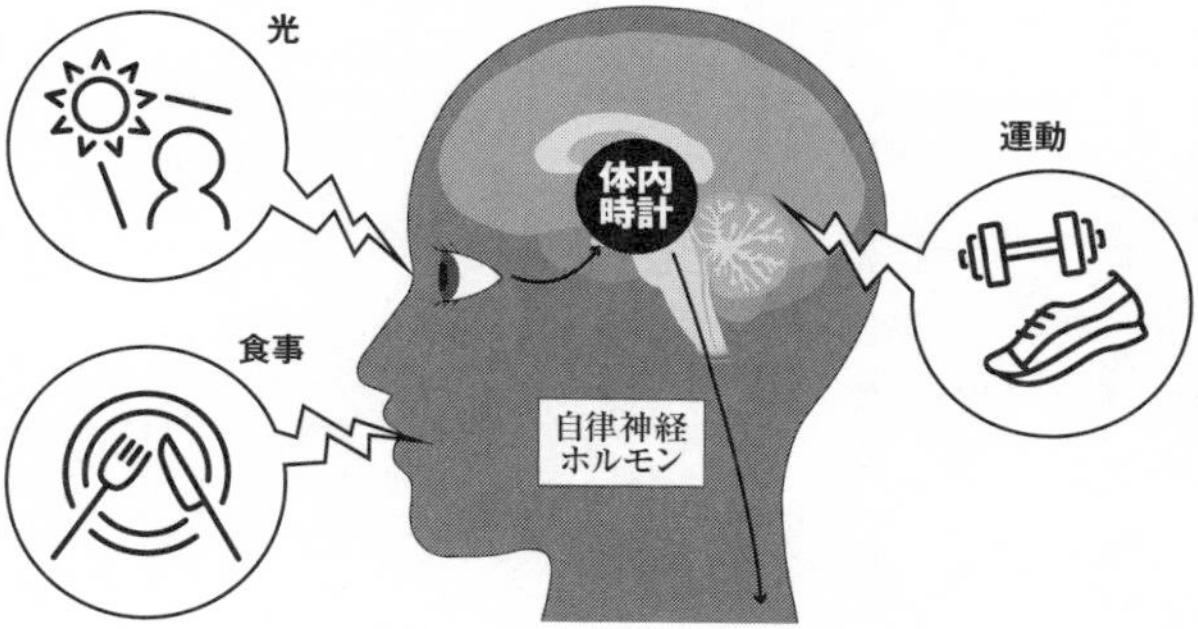

光・食事・運動の刺激が体内時計を調整しているため、
「いつ」「何を」するかが大切。

動」の刺激に、体内時計を調節する働きがあります。

とくに体内時計の調節作用が強いのは「光」です。光が最強ではありますが、食事や運動も有効に使えば体内時計を整える強い味方になってくれます。「光」「食事」「運動」という刺激を適切なタイミングで与えることで、体内時計がきちんと整えられるのです。一方で、不適切な時間に刺激を与えてしまうと、体内時計が乱れる原因となってしまいます。

こうした刺激を受けることで、体内時計にどういう変化が起きるのか、最強の体内時計調節機能を持つ光の刺激を例にとって説明しましょう。

まず前提として思い出していただきたいの

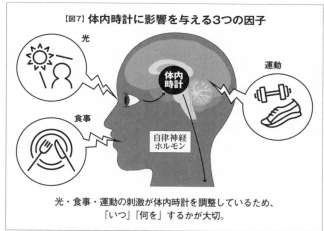

は、光を浴びようが浴びまいが、時計遺伝子は約24時間の間隔で規則的に増えたり減ったりしていることです。ところが、その増減の途中で強い光が当たると、時計遺伝子のあらわれ方に変化が生じて、増減のタイミングがズレるのです。

もう少し詳しく説明しましょう。1章でも述べたように、人間の体内時計は24時間よりも少し長くなっています。そのため、日当たりの悪い部屋に閉じこもっていると、体内時計は徐々に後ろにズレていく傾向があります。目覚まし時計は朝の7時でも、体のなかの体内時計はまだ6時半、といった具合に、1日で30分程度も遅れてしまうのです。1週間もすれば数時間のズレになりますので、体調がおかしくなるのも当然と言えます。

そのズレを修正する方法の1つが太陽の光に当たることです。太陽光に当たることで体内時計が前にズレて、結果的に24時間周期に整えられるわけです。

「食事」「運動」についても、同じように体内時計を動かす働きを持っています。こうした刺激の性質を知っておけば、乱れがちな体内時計を思うように動かすことが可能になります。

「光」「食事」「運動」の3つの刺激は、それぞれ体内時計に対する働きが違っています。順に説明していきましょう。

体内時計を整える要素①――光

「光」「食事」「運動」のうち、体内時計にもっとも強い影響を与えるのは光です。目から入った光が視神経を通じて脳の中枢に届き、体内時計を動かします。体内時計に対する光の影響は、そのタイミング（時刻）と強さ（照度）によって大きく違ってきます。

まず、興味深いのは、光の強さによって体内時計の反応が異なるという点です。

例えば、人工の光であっても、１０００ルクス以上という明るい光だと、確実に体内時計は動きます。１０００ルクスがどのくらいの明るさかというと、コンビニの照明がちょうどそのくらいです。

夜遅くにコンビニに長く滞在していると体内時計がズレてしまい、眠気が覚めて睡眠覚醒リズムの乱れにつながる恐れがあります。夜遅くの明るい光は体内時計を後ろにズラし、眠りを遠ざけます。

人工光にくらべて太陽光は桁違いに明るく、晴天の昼間の屋外では10万ルクスほど。曇天でも2万~3万ルクスはあります。屋外にいるだけでそれだけの明るさですから、わざわざ空を見上げる必要もありませんし、ましてや太陽を直接見ては絶対にいけません。屋外や窓際にいるだけで、十分に体内時計を整えることができるのです。

序章では、北欧などで多い季節性うつ病の治療に高照度光が使われていることに触れましたが、このときに使われる照明は、3000~5000ルクスとかなり明るいものとなっています。

先ほどはコンビニで睡眠覚醒リズムが乱れてしまうと述べましたが、これを逆手にとって、眠気覚ましに活用するという手も考えられます。例えば、夜勤の前にコンビニに立ち寄って明るい照明を浴び、体の状態を夜勤パターンに適応させつつ仕事場に向かうという活用法も効果があるかもしれません。

大切なのは、コンビニの照明がいいのか悪いのかということではありません。要は使い方です。体内時計についての知識を身につければ、睡眠のリズムを崩すこともありませんし、逆にうまく光を活用することで、体内時計の乱れを解消し、ひいては仕事や勉強の能率を上げたり、ミスや事故の可能性を減らすことにもつながります。

朝と夜とで体内時計に対する光の影響が違う

次に、光を浴びるタイミング（時刻）について考えてみましょう。

例えば、作業環境における光の扱いは、体内時計の観点から見ると、少し違った風景が見えてきます。シフトワークに従事する方が夜勤のシフトになったとき、勤務中の作業環境の光の強さはどうなっているでしょうか。

労働安全規則では、作業環境の明るさ（照度）の基準が定められています。通常の作業環境では150ルクス以上、精密な作業環境でも300ルクス以上と定められているのですが、150ルクスではヒトの体内時計への影響はかなり限定的で、新たなシフトへの同調適応を促すには不十分です。そのために、夜勤シフトへの適応が遅れ、体内時計の乱れが長引いてしまう可能性も考えられます。実際、夜勤に適応できず体調不良が続くというケースも多いようです。

では、このような場合、どのような対策が考えられるのでしょうか。例えば、仕事場を明るくすることで、体内時計をシフトにいち早く適応させる、というのも1つかもしれません。ただ、強い光は目に負担をかけるので、作業環境をずっと高照度にするのは問題があると思われます。

そのほかには、夜勤の出勤前にコンビニに立ち寄るとか、職場の休憩室の一角を明るくしておく、といったことでもいいかもしれません。人間ではまだ厳密に証明されてはいない部分もありますが、光を体内時計の適応に活用することは有効と考えられます。

また、一概にシフトワークといっても、その勤務体制は職種や会社によってさまざまだと思います。例えば、工場勤務者は2～3日ごとにシフトが変わるということはないでしょう。おそらく1週間単位くらいでシフト変更があるケースが多いのではないでしょうか。このように、ある程度の期間ごとにシフトが変わっていく場合には、できるだけ早く体内時計を新しいシフト時間帯に同調適応させることが、有効ではないかと思われます。

実際に効果を証明するためには、このような工場勤務者に対し、大規模に効果を検証する研究が必要になりますが、それは現実的には非常に難しいのではないかと思われます。しかし、これまでの動物モデルを用いた研究結果やヒトの体内時計研究の成果を総合的に考えると、このような対策がある程度妥当な方法として検討されてくるかもしれません。

また、ある特定の時間帯に短波長カットグラスというサングラスのようなものを使用することで、体内時計のズレを調節するという高度な方法もあります。ただ、いつ短波長カットすればいいかの判断には、その人の体内時計の位相（時刻）を推定する必要があり、通常の仕事をするなかでは難しいかもしれません。

一方、一般的な日勤の仕事をしていて、夜の決まった時間に寝たいという人は、夜に強い光を浴びないように注意する必要があります。このように、光と体内時計の関係を知っていると、うまく光を使うことができるようになります。いずれにしても、光というのは、体内時計を調整するための非常に強力な手段だということを覚えておいてください。

少し専門的になりますが、光による体内時計の動きは、時間帯によって異なるという性質があります。例えば、昼過ぎに明るい場所に出ても、あまり体内時計は動きません。昼間の光は体内時計をそれほど動かさないのです。

皆さんのなかには、「朝日を浴びて体内時計をリセットするとよい」という話を聞いたり記事で読んだりしたことがある方も多いのではないでしょうか。体内時計の性質として、朝に光を浴びると体内時計が前倒しにズレることがわかっていますが、これはこの事実が背景となっています。午前中、とくに朝に光を浴びると、遅れかけていた体内時計が、スッと元に戻ります。

そして昼間は先ほど述べた通り、体内時計は光の影響を受けません。また夜になると、光に対して体内時計が動きやすくなりますが、今度は朝の光と逆で、体内時計を後ろ倒しにズラしてしまいます。このような体内時計の光に対する特性があるので、夜寝る前に明るい光を浴びるのは、あまりよくないのです。

ですから、「午前中の光は薬になり、夜の光は毒になる」といったりします。もちろん、これは朝起きて、夜に寝るという通常の日勤の時間帯に仕事や活動をする人にとっての警句です。パン屋さんや豆腐屋さんなど、毎日、朝（夜中）の1時や2時から仕事をはじめる人たちもいるのではないでしょうか。私も講演などでよく「私は毎日4時に起きて仕事に行くが、体に悪いのか？」といった質問を受けることがあります。

規則正しく、毎日同じ時刻に起きて同じ時刻に寝るような生活であれば、それが超朝型でも超夜型でも、生活パターンが原因で体調を崩すことはありません。体内時計の調節システムが整っているからです。

また、光の色によっても体内時計への影響が違ってきます。詳しくは4章でお話ししましょう。

体内時計を整える要素②――食事

食事は、消化器系を中心とする器官や内臓の子時計（末梢時計）をズラす働きがあります。脳の中枢にある親時計（中枢時計）を動かす力はありません。ちなみに、消化器系の内臓にある体内時計ですから、ある意味で、これは文字通り腹時計ですね。

余談になりますが、以前、私がおこなった研究成果が新聞に掲載されたことがあります。子時計（末梢時計）が視交叉上核の親時計（中枢時計）と同じ仕組みで24時間を刻んでいることを証明した研究だったのですが、「やっぱりあった、腹時計」という見出しをつけた新聞社がありました。少し複雑な気持ちでした。

さて、食事をとることには、消化器系の末梢時計をズラす効果があると述べました。注意しなくてはいけないのは、食事は脳の中枢時計には作用しないということです。そのために、中途半端な時間に食事をとると、親時計（中枢時計）はそのままで子時計（末梢時計）だけがズレることになります。脳と末梢器官のあいだで、体内時計のズレを生んでしまうことが考えられます。

例えば、本来なら夜寝ているはずの時間に食事をとると、脳の中枢にある親時計は夜中を示しているのに、消化器系の子時計はズレてしまいます。脳と消化器系のあいだで、時差ぼけのような状態になってしまうのです。消化器系の働きは副交感神経が活発になる夜中に蠕動運動などの機能が最高になります。しかし、変な時刻に胃や腸に食べ物が入ってくると、消化器系の体内時計がズレてしまいます。その結果、胃もたれや消化不良が起きやすくなってしまうのです。

もちろん、仕事の関係などで、規則正しく夜型の生活を通していて不都合がない人は、その限りではありません。昼頃に食べるのが朝食の代わりになり、夜遅くなってから晩ご飯を食べることになるでしょう。その場合でも、時間がズレているだけですから、昼型の人と考え方は同じです。寝る2〜3時間前までに食事を済ませるようにしたほうがよいでしょう。

時差ぼけを防ぐ食事のコツ

日本を夜遅く出てヨーロッパに向かう直行便の場合、夜に出たのに、着いたらまた夜ということになります。このとき、時差ぼけにならないようにするには、どうしたらよいでしょうか？

もし機内でぐっすり寝てしまうと、現地に夜に着いても眠れません。そこで、機内で寝るのをなるべく我慢するか、寝たとしても短時間にします。そうすれば、現地に着いてから眠ることができて、翌朝きちんと起きられるはずです。

ところが、脳の親時計（中枢時計）は光と睡眠調節の組み合わせで時間をズラすことができても、そこから消化器系の子時計（末梢時計）をズラすことになるので、中枢時計と末梢時計のあいだに時間的なラグ（時間差）が生じてしまいます。これが、いわゆる時差ぼけです。この親時計（中枢時計）と子時計（末梢時計）のミスマッチ状態を「内的脱同調」と呼ぶことがあります。そうなると、現地で脳は昼になっているのに、お腹が夜のままということがありうるわけです。旅先でよく体験する消化不良や食欲不振、便秘などの原因の1つに、こうした体内時計のズレがあるのです。

そこで食事のタイミングを脳の親時計のリズムに合わせて規則的にとることで、体のなかの体内時計同士がバラバラになる「内的脱同調」を防ぎ、さまざまな生理機能が最適な時刻に最高のパフォーマンスを発揮できるようになるのです。ただし注意すべき点として、人間では食事による体内時計の同調作用は非常に弱いことが知られています。食事で体内時計を整えるというより、体内時計に合わせた食事を心がけることが大切です。

体内時計を整える要素③——運動

新型コロナウイルスの感染拡大によって、テレワークをする人が増えました。通勤が不要になり、満員電車のストレスは解消されたでしょうが、実は、同時に運動のチャンスも減ってしまっていることに気づいた人も多いのではないでしょうか。

その分、早起きして散歩や買い物をして体を動かし、光を浴びるといいのですが、意識しないとなかなかそうもいきません。外に出る機会が減り、日中も家のなかで仕事をしていると、だんだん体内時計がズレていってしまい、知らないうちに外の世界の1日のサイクルと体内時計のリズム、つまり体のリズムに大きなミスマッチが生じてしまいます。

テレワークになって、しばらくすると、なんとなく体が重かったり頭がすっきりしなかったり、眠りの質も悪くなり疲れがとれなくなったりと、「なんとなく不調」を感じる人が多くなっているといいます。体内時計のズレは、その最大の原因の1つです。

テレワークで増えている「なんとなく不調」の原因となる体内時計のズレは、「光」「食事」とともに「運動」が関与している可能性が大きいと私は考えています。

通常、自宅と職場が同じ自営業の人以外は、仕事に行くために体を動かします。都市部では、満員電車で長時間立ちっぱなしという人も多いのではないでしょうか。本当に大変なことだと思いますが、それだけ体力を使い、筋肉を動かし、運動をしていることになります。しかも、毎朝決まった時刻に。実はこれが体内時計を整えるために大きな役割を果たしていたのです。

新型コロナウイルス感染症のパンデミックは、社会を混乱させ世界中の人たちに大きなダメージを与えています。生活スタイルも大きく変化し、「ニューノーマル」などと呼ばれる新しい生活様式が推奨されています。

失ってはじめてわかる、あまりに当たり前で考えたこともなかったものの価値。「通勤」もその1つであると、私は考えています。毎日のルーティンは体内時計を整えるのに重要な役割を果たします。実は通勤による運動が、体内時計を整えていたのです。

運動は、脳の親時計と末梢の子時計の両方を動かせる点が、食事と違うところです。

体内時計に対する運動の影響については、前出の本間先生や北海道大学大学院教育学研究院の山仲勇二郎准教授のグループなどによる研究が報告されています。昼間、とくに午前中の運動は、体内時計のズレを改善するというもので、時差ぼけの回復に効果があるという結果が示されています。

例えば、体内時計が8時間ズレて時差ぼけの状態になった人を対象にして、昼間の運動をした人としない人をくらべると、運動をしたほうが体内時計のズレが早く解消できます。8時間のズレというと、ちょうど西ヨーロッパやアメリカ西海岸との時差に相当します。

そうした長距離の移動をしたときは、昼間に運動をすると時差ぼけが早く治ることが示唆されます。もちろん、シフトが変わったときにも効果的だと考えられます。

ただ、現在でも、なぜ運動が体内時計を動かすのか、そのメカニズムは完全には解明されていません。身体運動は交感神経の活動を高めるので、瞳孔の拡大が起こり、光の作用を増強することで体内時計への効果が発揮される可能性も指摘されています。

また、昼間の運動は肉体的に適度な疲労をもたらすことで、夜の睡眠の質を向上させるという効果は無視できません。

朝・昼の運動と夜の運動のどちらが効果的かという点については、研究者のあいだでも統一的な見解はまだありません。アメリカの睡眠学会が出しているリコメンデーション（推奨）では、運動による効果があるのは間違いないとしていますが、最適な時間帯については触れていません。これは、食事についても言えるのですが、運動だけでは体内時計を整える効果は不十分で、最強の「光」に加え「食事」「運動」をセットで考えることの大切さを示しています。

なお、ここでの「運動」は軽く汗ばむくらいの「軽い運動」です。通勤のとき、ちょっと意識して早足で歩くことを心がける、その程度でも体内時計は応えてくれます。

体内時計は「進ませる」ほうが難しい

何時間もの時差がある国に旅行をしたことのある方は、行きと帰りで時差ぼけのつらさに違いを感じたことがありませんか。

よくいわれるのは、「東に向かうのは時差ぼけがつらいけれども、西に向かうのはそれほどでもない」という話です。これは本当でしょうか？

それを調べるために、マウスを使った実験で確かめてみました。マウスの活動の状態を測るために、ケージ内にマウス用の回転かごを用意し、昼と夜とで輪回しの様子を記録したのです。もともとマウスは夜行性の動物ですから、昼は寝ていて夜になると元気に動き出します。ですから、輪回しがおこなわれるのは夜ばかりというのが普通です。

そこで、光の明暗サイクルを8時間ズラすことで、行動リズムに及ぼす影響を調べてみました。それまでは朝の7時から夕方の7時までの12時間は照明をつけて光を当て、夕方の7時から翌朝の7時まで照明を消して真っ暗な夜とする、明暗サイクルでマウスを飼っています。これをある日から、夜の11時～翌朝の11時まで照明をつける明期、午前11時～午後11時までを真っ暗な暗期とする明暗サイクルにシフトさせます。

これは明暗周期が8時間ほど前にズレることを意味します。海外旅行でいえば東に向かっていく、つまり日本からアメリカへ行く、あるいはヨーロッパから日本に帰ってきたときと同じ時差ぼけの状態になります。

すると、新しい明暗周期に体内時計が同調適応しようとするため、行動リズムの活動期がだんだん移っていきます。最終的に新しい明暗周期に体内時計が完全に同調し、規則正しく暗期に活動し明期は休むようになるのですが、8時間の前倒しの場合には、新しい周期に適応するのに10日から2週間もかかることが確認できました。

その反対に、今度は8時間後ろにズラしてみました。これは、日本からヨーロッパに行く、アメリカから日本に帰るというように西へ向かったのと同じ状態です。すると、わずか2、3日で新しいパターンに慣れて、以前と同様のペースで夜に輪回しをしたのです。

この実験結果（図8）からわかる通り、体内時計のズレは、遅らせるよりも進ませるほうが難しいのです。これは、多くの哺乳類に共通の特性であることがわかっています。24時間より長い体内時計を持つ生物でも、24時間より短い体内時計の生物でも変わりません。

もちろん、人間でも同じことが起きていると考えられます。このことは、シフトを組むうえで大切な知識の1つになります。

【図8】正循環シフトと逆循環シフトで体内時計のズレ方の違いが出る

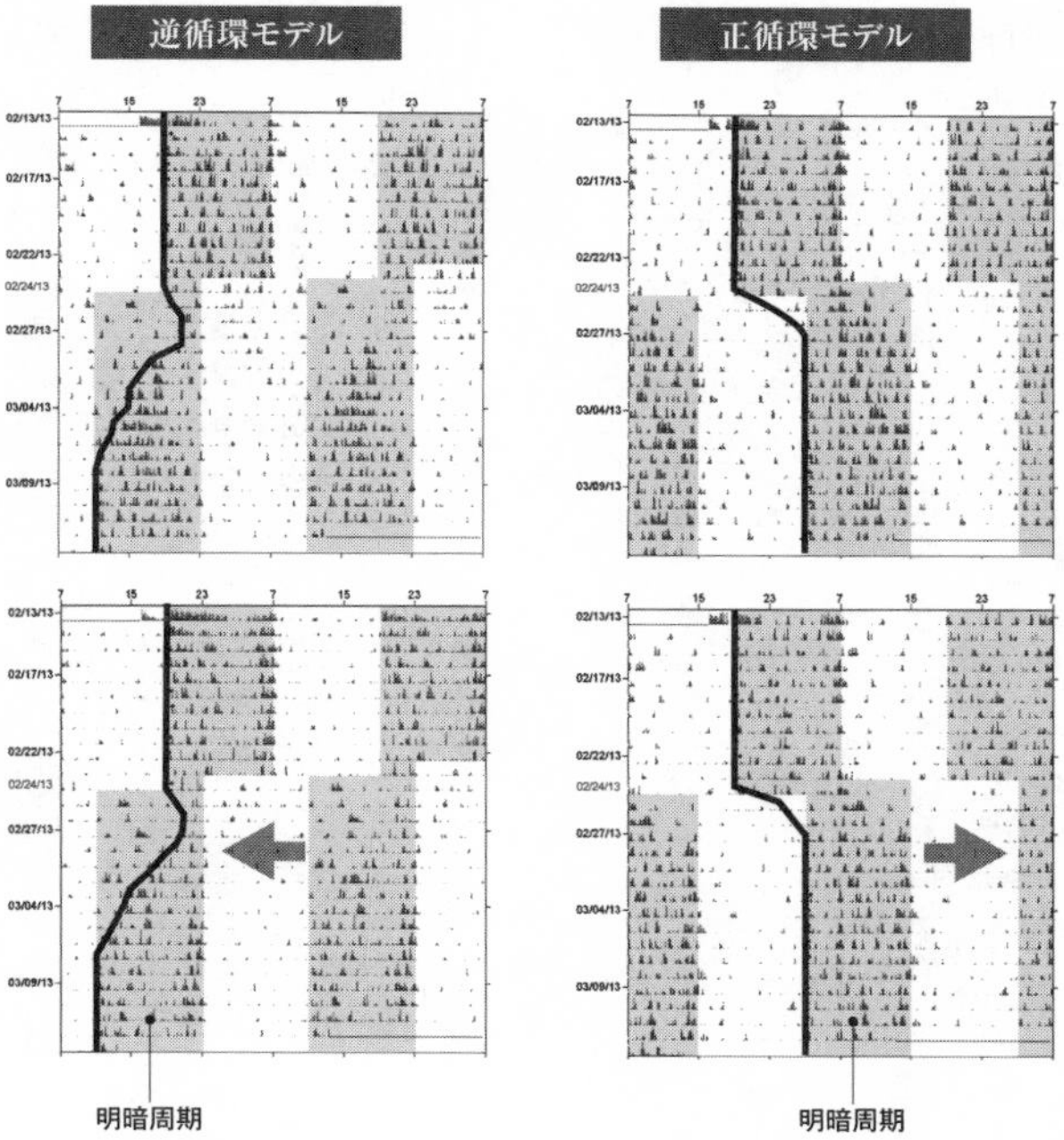

明暗周期を前にズラす

↓

再同調に10日以上必要

体内時計が乱れやすい

明暗周期を後にズラす

↓

体内時計が乱れにくい

それでも再同調に2〜3日間程度は必要

これより短いスパンでのシフトは体内時計の乱れを解消できない

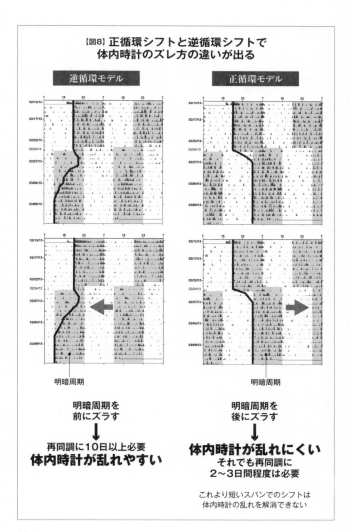

シフトワークが体内時計に与える影響

体内時計研究は、シフトワーカーの働き方をよりよいものにすることにも役立つに違いありません。なかでもとくに力を入れてきたのが、「概日リズム障害」と呼ばれる体内時計の乱れによって生じる健康問題のメカニズム解明です。これまで述べてきた通り、シフトワーカーではさまざまな疾患リスクが高くなることが報告されるなど、不規則な生活を続けるとやはり心身に影響が出てくることが多いのは間違いない事実です。

しかし、それが本当に体内時計が原因で生じているのかどうかについては、因果関係の検証ができておらずはっきりとしませんでした。なんとなく「シフトワークなんだから体内時計が原因に違いない」と信じられてきたのですが、いざ工場の勤務体制について踏み込むと「本当にそうか？　エビデンスはあるのか？」といった厚い壁に阻まれることが多かったのではないかと推察しています。

もちろん、わざと激しくシフト変更を続ける厳しい労働環境で何年か働いてもらう、などという検証実験は絶対に許されるものではありません。また、人間の場合は、食事内容や社会的な諸々のストレスなど、交替制勤務に伴ってさまざまな要因が影響してくることが予想されます。このような要因を「交絡因子」と呼び、研究デザイン上の限界として論文にも記載されます。したがって、人間では直接的に体内時計が原因となってさまざまな病気あるいは健康問題が生じるのか確かめることは不可能です。

そこで、私たちは、マウスにシフトワークをさせるモデル実験をデザインし、「体内時計の乱れで本当に健康に大きな影響が起こるのか？」という根本的な問いに答えを出す検証実験を実施しました。

具体的には、光のオン・オフのタイミングだけが異なるいくつかの条件下で、マウスを約20カ月にわたって飼育し、その健康状態にどのような違いが出てくるのかを観察しました。

マウスの寿命は約2年半なのですが、そのほぼ一生に当たる2年間ずっと、何種類かの異なる明暗環境下でのマウスを観察し続けたわけです。結果が出るかどうかもわかりませんでしたが、いったいどうなるのか、とにかく2年間見てみようという研究でした。

それで論文になる結果が出なければ、時間の無駄になる恐れもあります。結果をすぐに求められる風潮が年々強まってくるなかで、世界中でこんなことができる研究室はあまりないかと思います。しかも、1回やるだけで2年かかるこの研究を、私たちは2回もおこなったのです。

なぜ、こんな実験を独立して2回もやってみたかというと、光環境の違いで明らかに寿命に違いがあることがわかったからです。まさか、寿命に統計学的に意味のあるほどの差が出てくるとは予想していなかったため、同じような結果になるのかどうか確かめてみたのです。2回の実験で、体内時計が同調適応できないきつい明暗シフト条件では、規則正しい明暗周期で暮らしたマウスより、いずれも寿命が短くなることがわかりました。明暗シフトの条件は違いますが、アメリカのグループからも同様に長期間持続する同調適応できない明暗シフト環境では、マウスの寿命が短くなることが報告されています。

もっとも、これだけではシフトワーカーは救われません。実験結果には続きがあります。別の明暗パターンをとったマウスでは、規則正しい昼夜のマウスと寿命の差がありませんでした。そのパターンというのは、1週間ごとに8時間ずつ明暗周期を後ろ倒しにズラしていくシフトです。前にも述べた通り、8時間の明暗周期のシフトでも後ろ倒しのシフトでは、2、3日もすれば完全に新しい明暗周期に同調適応できます。このような条件だと、体内時計のズレはすぐに解消できるため、行動リズムの乱れもかなり少ないシフト条件でした。

【図9】 マウスコホート研究で用いた2つの光環境シフト条件
（白色部分は明時間、黒色部分は暗時間を示す）

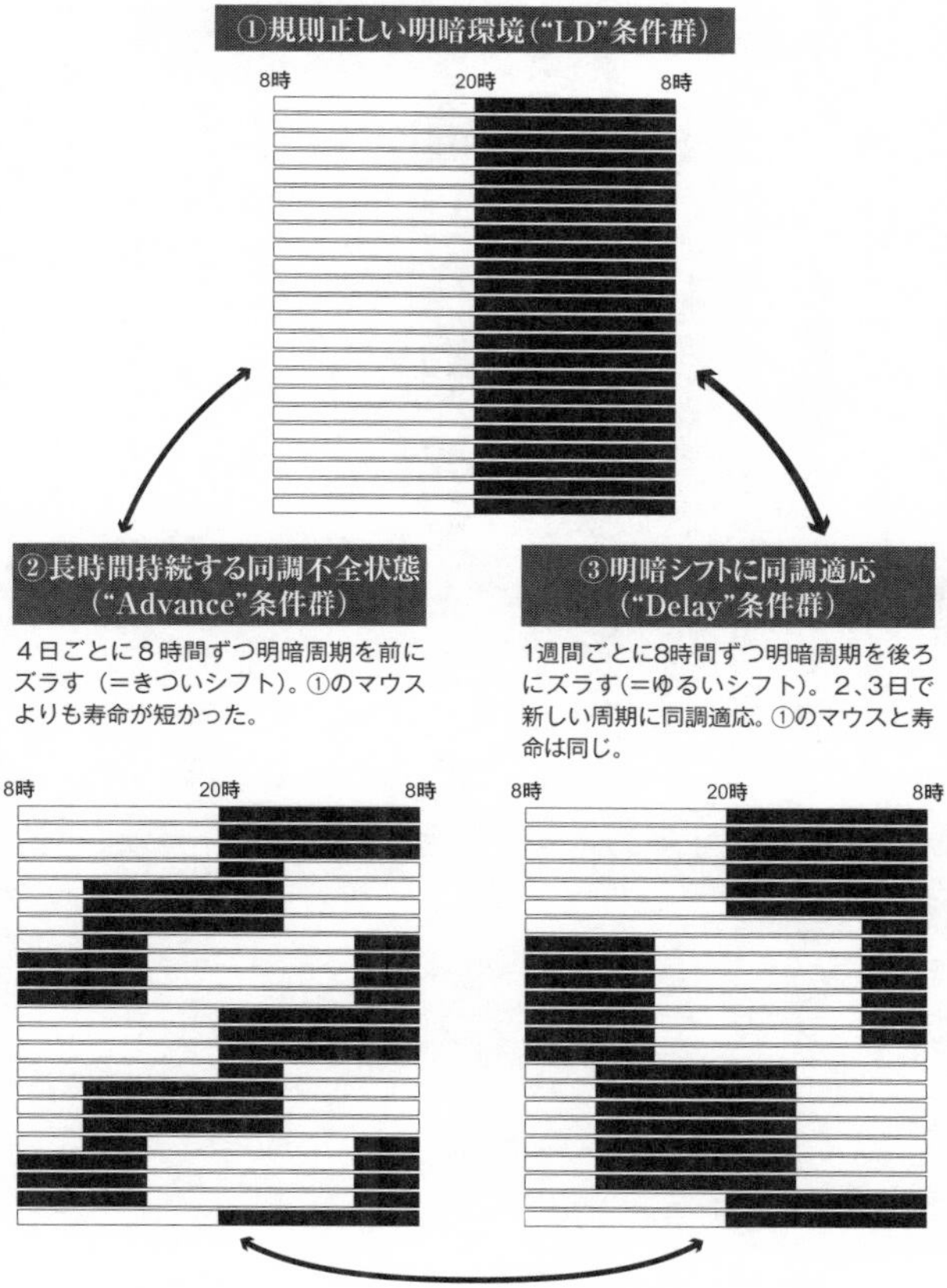
①規則正しい明暗環境（"LD"条件群）
8時
20時
8時
②長時間持続する同調不全状態（"Advance"条件群）
4日ごとに8時間ずつ明暗周期を前にズラす（＝きついシフト）。①のマウスよりも寿命が短かった。
③明暗シフトに同調適応（"Delay"条件群）
1週間ごとに8時間ずつ明暗周期を後ろにズラす(＝ゆるいシフト)。2、3日で新しい周期に同調適応。①のマウスと寿命は同じ。
8時
20時
8時
8時
20時
8時

生活時間と体内時計のズレがもたらす影響を調べるため、光環境条件を乱し、マウスを約２年間にわたり追跡調査した。

つまり、シフトの組み方によってマウスの寿命が変わったのです。

繰り返しますが、短命だったのは、明暗のパターンを4日ごとに8時間ずつ前にズラすという「きついシフト」に相当するマウス群でした。一方、長生きしたのは、7日ごとに8時間ずつ後ろにズラす「ゆるいシフト」のマウス群でした（図9）。

こうした実験から、人間の場合でも、シフトの組み方によってストレスをかなり低減できるのではないかという可能性が示されたわけです。

シフトの見直しで体調が改善することも

このようなマウスの研究成果は、実際に人でシフトワークに伴う健康問題の対策を考えるというモチベーションになりました。2017年に体内時計の研究がノーベル賞を受賞したときに、「自分の体内時計に従わない生活を続けるとどうなるのか、今も医学研究は続いている」、あるいは「これまでの研究から得られた知識を人々の健康に役立てる術をいまだに知らない」など、実際に苦しんでいる人に還元できる研究がまだまだ少ないことが、体内時計研究分野の課題として指摘されていました。

これは、もともと私たちも感じていた課題でしたので、ノーベル賞が出る前から、マウスを用いた研究に加え、人間の体内時計の状態を評価する「ヒトの生理学研究」を開始していました。体内時計による「時間秩序」がどのような形で私たちの生理機能にあらわれてくるのかを捉えたいという研究です。

最近では、ようやく体内時計によって調節されるさまざまな生理機能の概日リズムを測定し、人間の体内時計の状態を評価する方法の開発に目処が立ちつつありました。そんなとき、新型コロナウイルス感染症のパンデミックが起こり、全国の多くの病院において医療体制、とくに看護体制の逼迫《ひっぱく》が大変な問題となっていました。

これに伴い、ある病院では、以前から看護師の病棟勤務を3交替でおこなっていましたが、一部の病棟で2交替に移行することになりました。このとき、勤務シフト体制の大きな変更が体の生理機能に影響するかどうか、調査するという機会がありました。さまざまな計測と解析の結果、この場合は2交替シフトへの変更後のほうが体内時計の面からもよさそうだということがわかりました。

ひと口に3交替制といってもいろいろなタイプがあるのですが、この病院では一般的に、1回の勤務が8時間半で、日勤、準夜勤、深夜勤という3つの勤務時間帯が2日ごとに変化するというシフトが基本となっていました。

勤務時間が後ろにズレていく、いわゆる「正循環」なので、飛行機で西に向かうのと同じ理屈です。前にズレていく「逆循環」にくらべると、対応しやすいズレといっていいでしょう。

先ほど説明したように、8時間の時差が生じた場合、逆循環だと完全に対応できるまで少なくとも1週間以上かかりますが、正循環ならば2、3日で対応できます。

とはいっても、ズレに対応するには一定の時間が必要です。その点、2、3日ごとにシフトが変わってしまっては、体内時計が対応する間もなく次のシフトに変わってしまいます。いわば、延々と時差ぼけの状態が続くことで、体の不調が起きることもあるだろうと想像されました。ただし、休日を適宜挿入し、また夜勤回数も多くなりすぎないよう調整されていたので、実際にはかなり健康に配慮しながらシフトを組まれていたと思います。

それでも、結果として、2交替勤務のときのほうが看護師さんたちの自覚的な体調も、そして客観的に計測した体内時計の状態も、明らかによくなりました。

「睡眠相」がポイント

なぜ2交替制勤務のときのほうがよかったのでしょうか。

その理由は、まず、睡眠日誌を見ると一目瞭然です。睡眠日誌というのは、何時に寝て何時に起きたかを記録してもらうだけのものですが、一定期間にわたって記録を続けて図にすることで、その人の睡眠のパターンがはっきりと見えてきます。

図10は、3交替と2交替の2週間分の睡眠日誌の典型的なパターンです。黒い部分が睡眠時間ですが、3交替のときはどんどん後ろにズレていっていることがわかります。専門的に言うと、睡眠相が大きく後退し一定していない状態と言えます。

とくに、2日間準夜勤、そして深夜勤と続いていくと、体内時計は一気に後ろにズレていきます。人間の体内時計は24時間よりもやや長いために、ただでさえ後ろにズレやすい性質がありますので、体内時計がどんどん遅れてしまうわけです。

そして、2日たつと、またシフトが変わって後ろにズレていきます。後日看護師さんに聞くと、このあたりが大変だと口を揃えて言っていました。

ところが、それを2交替制に変えてみると、夜勤の日以外の睡眠相がかなり固定されていることがおわかりいただけると思います。睡眠相が固定されているということは、体内時計が乱れていないことを意味します。たまに夜勤で徹夜するときはもちろん変化しますが、すぐに元に戻っています。

【図10】交替勤務時の睡眠日誌（例）

（黒色部分は睡眠時間）

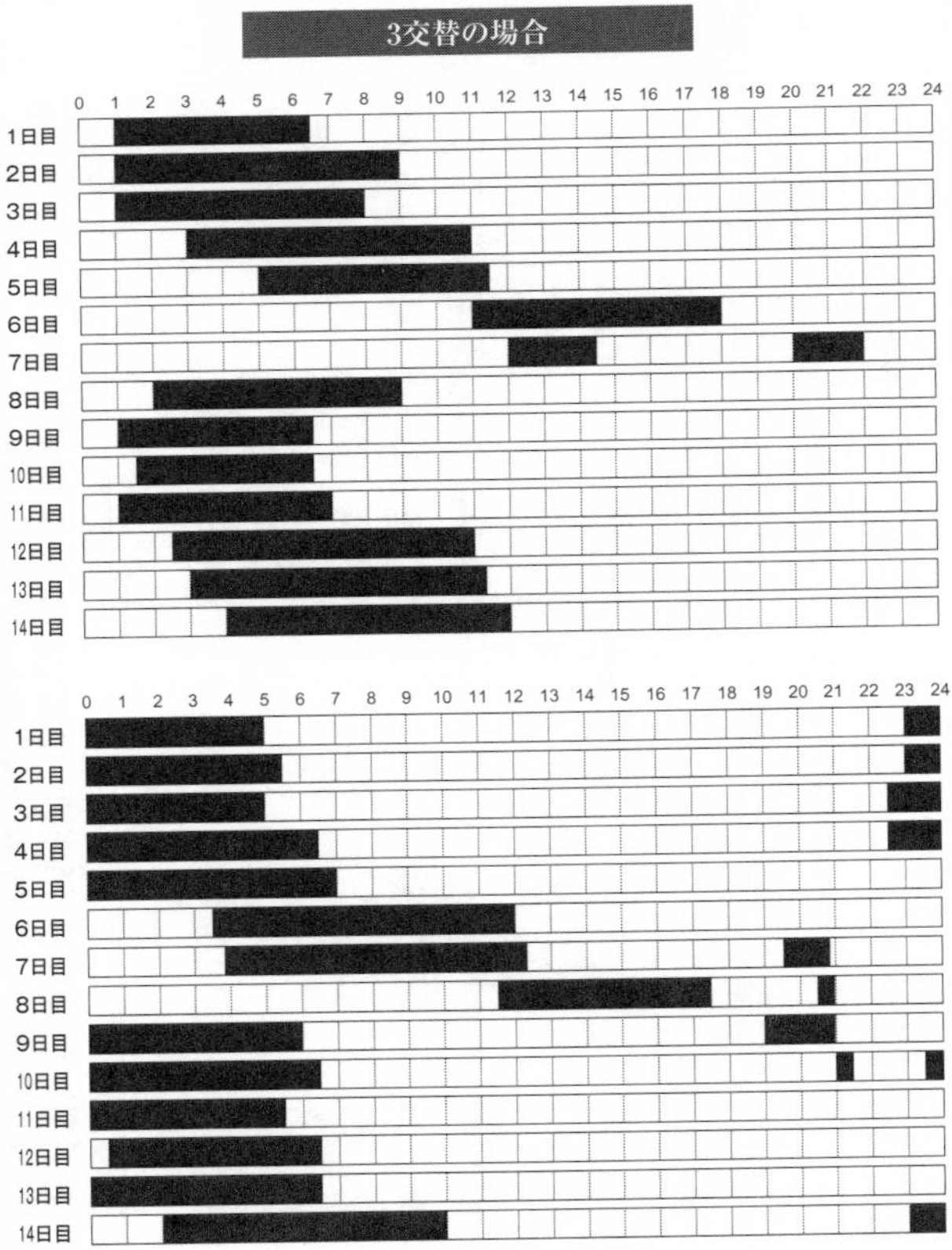

睡眠時間がどんどん後ろにズレていき、日によってバラバラになっている。

2交替の場合

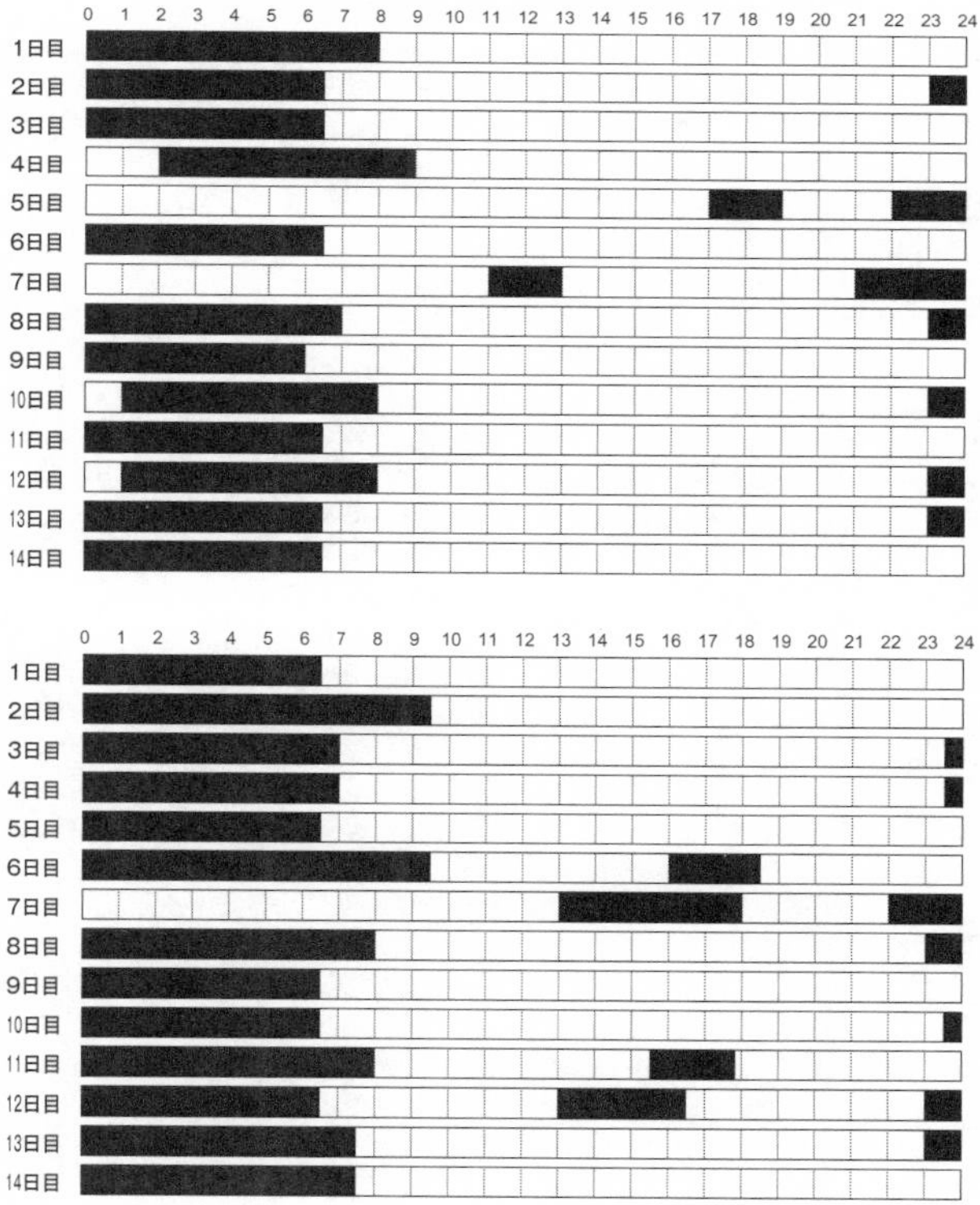

睡眠時間がほぼ固定されているため、体内時計の乱れも少ない。

体内時計がズレていなければ、徹夜しても睡眠不足だけ解消できればそれほど尾を引きません。健康な人であれば、前日や夜勤入りの朝に十分な睡眠をとり、そして翌日に昼寝などを活用して睡眠不足にならないように対応しておけば、影響をかなり軽減できる可能性があります。

看護師さんのような、ときどき夜勤が入るようなシフト勤務の場合は、体内時計をズラさないような形でシフトを組むことが体調管理の観点から好ましいのではないかということが示唆された結果でもあると考えています。

このように、シフトワークでも、シフトの組み方を工夫するだけで、体にかかるストレスは低減できるのです。実際のシフトワーカーを対象にして、この可能性に光が見えてきたことは、非常に重要だと私は思います。

2交替がよいか、3交替がよいかはケースバイケース

念のためにお断りしておきますが、2交替と3交替のどちらがよいというのではなく、体内時計が適応しきれない形の3交替だと問題があるということです。世の中全般の3交替がすべて同じではありません。また、2交替ならばまったく問題がないというわけでは

ありません。

工場の勤務体制は、同じように3交替や2交替といっても、病院とはやり方がまったく異なります。工場の生産ラインにおけるシフトでは、例えば1週間日勤を続けたあとで、次の1週間は夕方から夜中までの勤務、その次の1週間は夜中から朝までというように、1週間単位くらいでズレていくことが多いようです。

このように、1週間以上同じシフトが続くような勤務体系ならば、3交替のほうが負担が少ないのではないかと考えています。というのは、2交替だと、新しい昼夜逆転の生活になじむのに、かなり時間かかることが予想されるからです。また、1回の勤務時間が長時間になってしまいます。

病院に限ってみても、シフトの組み方は病院によって違いますし、さらに言えば病棟によっても違います。2交替制勤務の場合、1回の勤務時間が12時間以上と長時間になることが多いのですが、これは大きな負担になることは間違いありません。長時間勤務を連続させないなど、配慮が行き届いたシフトを組むことで、さらに心身の負担が軽減されるように思います。

コンビニのシフトなどでも同様です。シフトの時間が後ろにズレていく正循環のほうが、前にズレる逆循環よりよいという認識はあるかもしれませんが、それだけでは問題は解決しません。

シフトの変化に対して体内時計が適応できるまでには、正循環でも数日かかるということを頭に入れてシフトを組むことが大切です。

細かい部分では、業種や企業によって特徴があるでしょう。しかし、体内時計の基本的な特徴を知っていることで、いろいろなパターンに応用できるのです。

体内時計にやさしいシフトの3条件

これまで報告されている数多くの研究成果をもとに、マウスコホートと名付けた動物モデル研究や看護師さんの調査も加味して、健康面から望ましいシフトのあり方として導き出されたのは、次の3点です。

・正循環が基本

・頻繁なシフト変更は避ける

・休日の過ごし方にも注意する

業種や事業所によって、ベストなシフトの組み方は違ってきますが、何よりも体内時計の乱れを最小限に抑えるというのが大原則の考え方です。

看護師さんなど医療従事者では、近年、高い離職率も大きな問題になっています。シフトワークが続くことで体調が悪くなり、「仕事はやりがいがあって好きだけれども、体力的に続けることができない」という理由で離職する看護師さんも多いということです。

実は看護師さんという仕事は、以前から離職率が非常に高いことが課題となっていました。とくに、新卒の看護師さんだけで見ても、最初の1年間の離職率が10%以上という病院は珍しくありません。なかには、20~30%が辞めてしまうという病院もあるほどです。すべてがシフトワークが原因ではありませんが、シフトワークへの適応というのは、一般的にハードルが高いものなのです。

使命感を抱いて看護師になっても、シフトワークがつらくて辞めざるをえないというのは、本人にとってはもちろん社会にとっても大きな損失ではないでしょうか。

「健康経営」という新しい視点

勤務のあり方に体内時計の観点から光を当ててみることは、働く人1人ひとりの健康にとって大切であるのはもちろんですが、意義はそれだけではありません。前にも述べたように、ここ数年、企業経営において、社員1人ひとりの健康を大切にするという健康経営の価値観が導入されつつあり、企業でもどのような健康問題が多いのかといった調査を積極的におこなうようになってきています。

社員の健康で問題になっていることは、業種によってさまざまだと思います。そのなかで、メーカーなどの工場勤務者を多く抱える企業では、睡眠に関連する問題が非常に多く、健康経営におけるメインテーマとなりうる問題であることがわかってきました。

この場合の「睡眠の問題」は、ほとんどが「体内時計の問題」です。喫煙やメタボなどの指導強化というくらいしかイメージされていなかった「健康経営」の本丸は、実は、国内で1200万人以上にのぼるシフトワーカーをはじめ、多様な働き方が広がるなかでの健康維持・改善になっていくのではないでしょうか。本当の意味での「働く人、1人ひとりの健康」を目的とした方向性になることを、切に望みます。

そして、体内時計の研究が、シフトワーカーのみならず高度専門職を含めさまざまな働き方の支援につながり、企業の成長や社会貢献を後押しする力になれば、これほど喜ばしいことはありません。

すべての業種に当てはまることですが、体内時計のズレによって引き起こされる概日リズム障害では、注意力や記憶力などの認知機能が落ちることでミスをしやすくなります。また、体内時計の乱れは知的活動や身体的活動に影響し、いわば「スペックが出せない」状態に陥ります。このことは、仕事の質や生産性に直結しますので、結果として企業の収益にも影響するということになります。

ジョンソン・エンド・ジョンソンというアメリカの大手製薬企業では、健康経営に1ドル投資すれば3ドルになって返ってくる、という試算を発表し話題になりました。「ホワイト500」に認定されたことに注目が集まっていますが、今後、単なる生活習慣病予防にとどまらない「最善の状態を保ち続ける」ことを目標とする企業も出てくるかもしれません。

最適な睡眠時間は人それぞれ

体内時計と深いかかわりがあるのは、やはり何といっても睡眠です。概日リズム障害の典型的な症状は睡眠障害です。では、どれだけ睡眠をとればよいのでしょうか。

最適な睡眠時間は人によってかなり違いがありますし、年齢を重ねるに従って適正な睡眠時間は変わっていきます。

一般的に、子どもは必要とする睡眠時間が長く、新生児は約16時間、幼児期は10時間以上、学童期は9時間程度、中高校生で8時間以上とされています。成人の適正な睡眠時間は7時間半程度といわれていますが、個人差がかなりあります。

また、65歳以上の高齢者になると、6~7時間程度の睡眠時間で十分な人が増えてきます。そのため、高齢者で「眠れない」という人の多くは、実は十分に睡眠をとっていると専門医は言います。

例えば、高齢者で夜9時に寝る人は、未明の3時過ぎに目が覚めて当然ということになります。外は真っ暗で夜中なのに目が冴えてもう眠れない。でも、当然ですよね。十分な睡眠時間をとっているのでもう寝る必要がないために眠れないのです。

こういう人に睡眠薬を投与するケースは、今でもあると思います。しかし、睡眠薬の処方をお願いする前に、眠れないと感じる理由がわかれば対応は違ってくるでしょう。安易に睡眠薬に頼ってしまうことで、むしろ、睡眠薬服用によって転倒による骨折やせん妄などが起きやすくなり、危険な事故などのリスクのほうが、眠れるという利益を上回ることが多くなります。

高齢者の睡眠時間が少なくなるのは、代謝が下がっているからだといわれています。基礎代謝は大きなエネルギーを使うので、それが落ちてくると、肉体的な疲れが減ってきます。だから、そんなに寝る必要はないということになるわけです。ただ、生理的に必要とする睡眠時間が短くなっているとか、年齢のせいで皆さん睡眠が浅くなりますと言われても納得がいかない方も多いかもしれません。

高齢者は睡眠ホルモンのメラトニンの分泌が低下しがちです。メラトニンは松果体《しょうかたい》という脳のなかの小さな器官でつくられ分泌されるホルモンですが、夜間にしか分泌されないという特徴があります。しかも、夜に明るい光が当たると分泌が低下します。しかし、一方で、昼間に明るい光を浴びておくと、夜間のメラトニンの分泌が高まることもわかっています。昼間はできるだけ活動し、外にも出て、夜にはほどよい体の疲れとメラトニンの分泌で、いい眠りを誘うことを心がけてみてください。

訓練すれば「ショートスリーパー」になれるのか

睡眠時間について語るときによく耳にするのが、「ショートスリーパー」という言葉です。ショートスリーパーの定義は1日5時間以下の睡眠時間で十分な人のことをいいます。

「私はショートスリーパーだから、1日3、4時間の睡眠で十分だ」という人がいますが、本当にショートスリーパーはいるのでしょうか？

答えはイエス。確かに存在します。でも、多くても数百人に1人以下という非常にまれなケースで、遺伝的に決まっているといわれています。まだ「ショートスリーパー遺伝子」は発見されていませんが、遺伝的要因によることに異論の余地はなく、訓練でショートスリーパーになれるわけではありません。

しかし、「私はショートスリーパーだから、睡眠時間が短くても問題ない」と言っている人の大半は、本来のショートスリーパーではなく、どこかで無理をしていると思われます。ショートスリーパーで有名なのはナポレオンですが、実は昼間にウトウトしていたとも伝えられているので、本当は違っていたのかもしれません。

一方で、1日10時間以上の睡眠が必要な「ロングスリーパー」も存在します。アインシュタインがロングスリーパーだったことは有名で、10時間は寝ないとだめだったといわれています。また、2002年にノーベル物理学賞を受賞した小柴昌俊さんは11時間寝ていたそうです。

このように、個人の体質として、適正な睡眠時間は非常に大きな幅があります。となると、自分の適正な睡眠時間を知ることは、ある意味で人生を有意義に過ごすために重要なことかもしれません。

では、どうすれば適正な睡眠時間がわかるのでしょうか？

例えば、ショートスリーパーだと自認している人が本当にそうかを確かめるには、休みの日に目覚まし時計をかけずに自然と目を覚ます時刻が、いつもよりどのくらい遅くなるかが1つの目安となります。十分な睡眠がとれている人だと、目覚まし時計をかけずにいつも通りの時刻に目が覚めます。睡眠時間が2～3時間も長くなってしまう場合は睡眠不足と言えます。

平日8時間くらい寝ているのに、休日に目覚ましなしだと昼近くまで寝てしまうという人もいるかもしれません。そういう人は8時間では睡眠不足であり、10時間程度の睡眠時間が必要なロングスリーパーの体質だということがわかります。

睡眠日誌で今の自分の睡眠タイプを知る

睡眠時間には、大きな個人差があります。ですから、一概にどのような睡眠のとり方がいいということは言えません。それよりも、自分がどのような睡眠のタイプなのかを知って、仕事や生活習慣の範囲内で最善の睡眠のとり方を探ることが大切だと思います。

そこで役に立つのが、前にも触れた「睡眠日誌」です。何時に寝て、何時に起きたかを記録するだけのシンプルなものなので、どなたでも今すぐにはじめられます。一定期間記録することで自分自身の睡眠タイプがはっきりとわかりますので、ぜひ試してみてください。

睡眠タイプ① 休日補塡型

平日にくらべて休日の睡眠がかなり長いタイプです。平日に規則正しく起きていて、睡眠不足になっていないと自分で思っていても、睡眠時間が足りていない可能性はあります。とくに通勤時間が長い人は、休日補塡《ほてん》型になりやすいと言えます。

試しに、休日に目覚ましをかけずに起きてみてください。平日より2時間以上長く眠る場合、睡眠不足の可能性があります。3時間以上になると、明らかな睡眠不足と言ってよいでしょう。対策としては、平日の睡眠時間を増やすことを考えてください。「寝だめ」はできませんので。

また、休日前の夜更かしと休日の朝寝坊は、ソーシャル・ジェットラグ（社会的時差ぼけ）と呼ばれる体内時計のズレを生じることがあります。その点でも注意が必要です。

睡眠タイプ② 帰宅後睡眠型

これも睡眠不足の典型です。学校や仕事から帰ってきて、夕方にちょっと寝てしまうタイプです。30分くらいならいいのですが、1時間半、2時間と寝てしまうと体内時計がズレる原因になります。

夕方に長時間寝てしまうと、夜遅くまで眠れなくなってしまいます。それでも朝は早く起きなくてはならないので、結果的に睡眠時間が不足してしまいます。

重要なのは帰宅後の睡眠のとり方です。本当に睡眠不足を解消するには、2時間ぐらいしっかり寝たほうがいいのですが、それによって入眠時刻がずっと遅れてしまうようであれば具合がよくありません。寝過ぎなのか適正なのかを判断する基準は、この入眠時刻です。寝ようと思う時刻に眠くなるかどうか。いつも12時ぐらいに寝ているのに、1時、2時になっても眠くならないというのは、帰宅後の睡眠のとりすぎです。

睡眠タイプ③ 不規則型

シフトワーカーやフリーランスにありがちなタイプです。睡眠相が不安定なまま、ずっとズレていくことから、体内時計が乱れて不安定なことを示しています。また、コロナ禍によってテレワークに移行した人にも、不規則型が増えています。

【図11】睡眠日誌

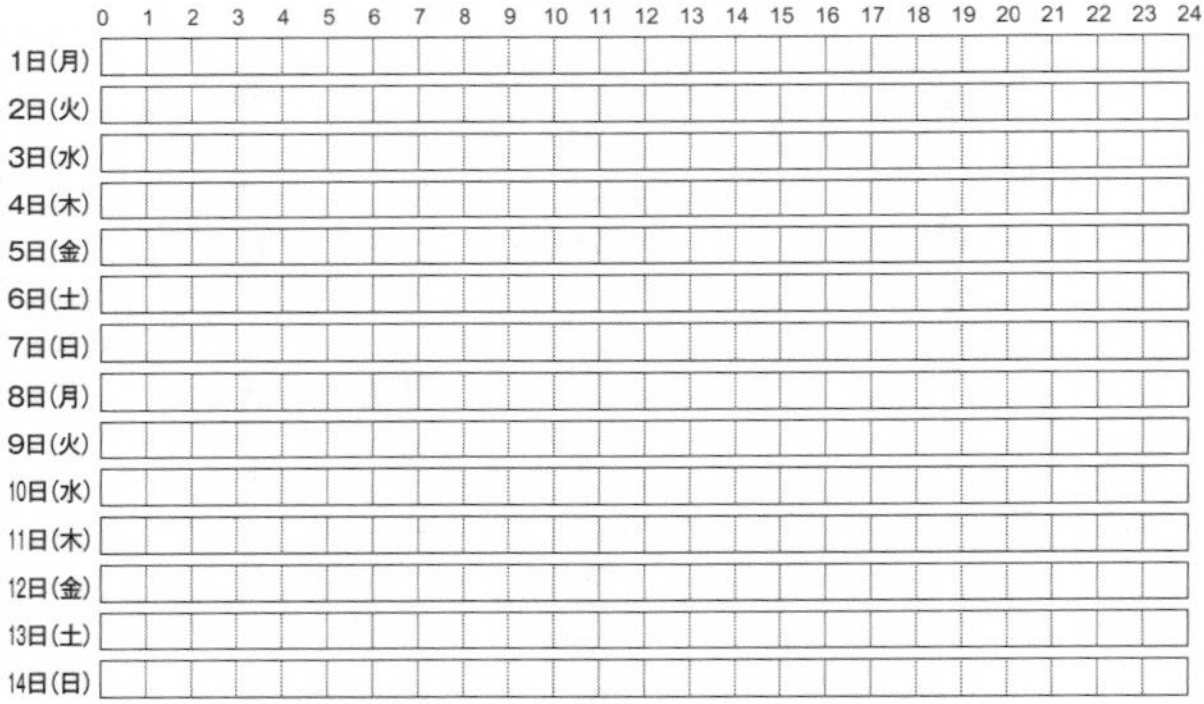

就寝時刻、起床時刻、仮眠の状況を２週間程度記録する。

睡眠タイプ① 休日補填型

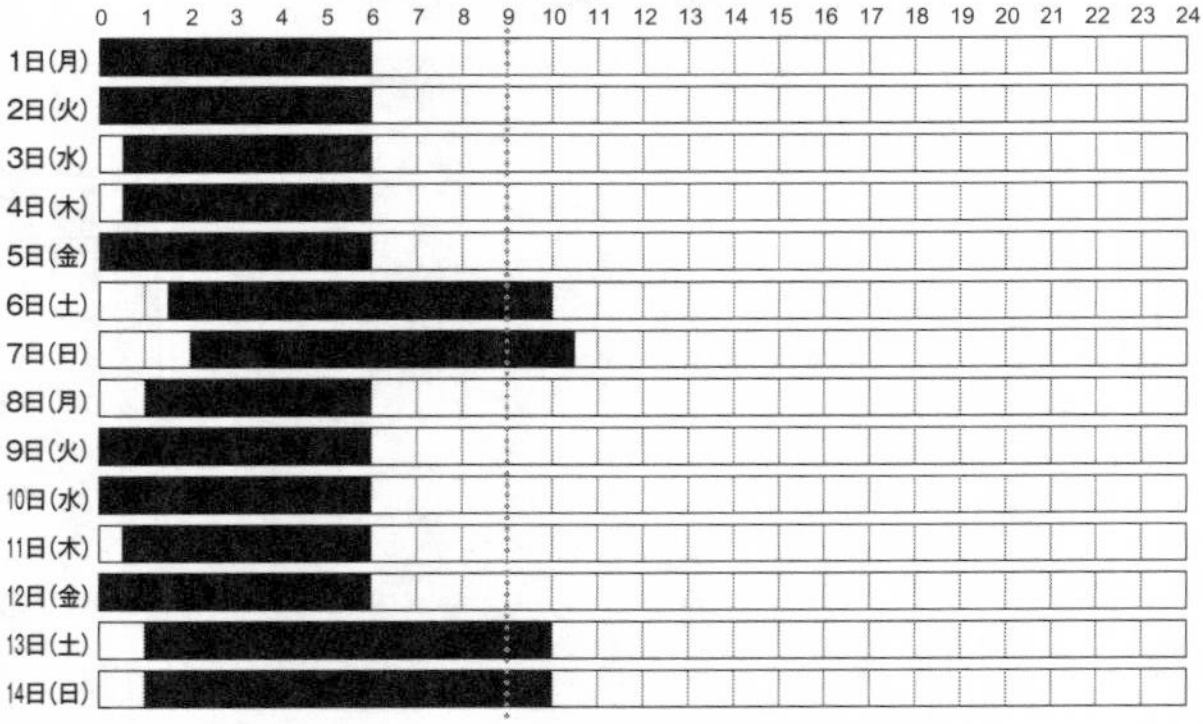

休日前の夜更かしにより、休日の睡眠時間が3時間以上長くなっている。日中の眠気が強くなるだけでなく体内時計の乱れを引き起こす。いわゆる社会的時差ぼけ（ソーシャル・ジェットラグ）。

睡眠タイプ② 帰宅後睡眠型

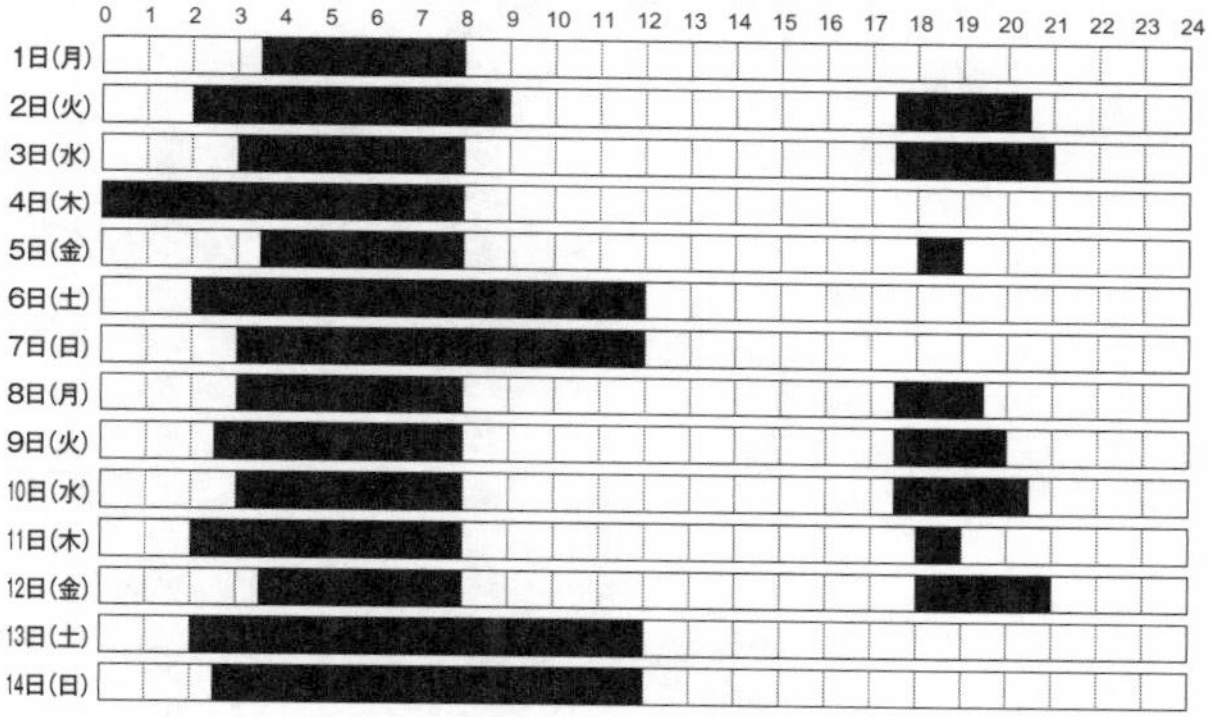

毎日の睡眠時間が不足し、夕方に仮眠をとる。そのため、さらに夜更かしになり睡眠時間が短くなる、という悪循環に。

睡眠タイプ③ 不規則型

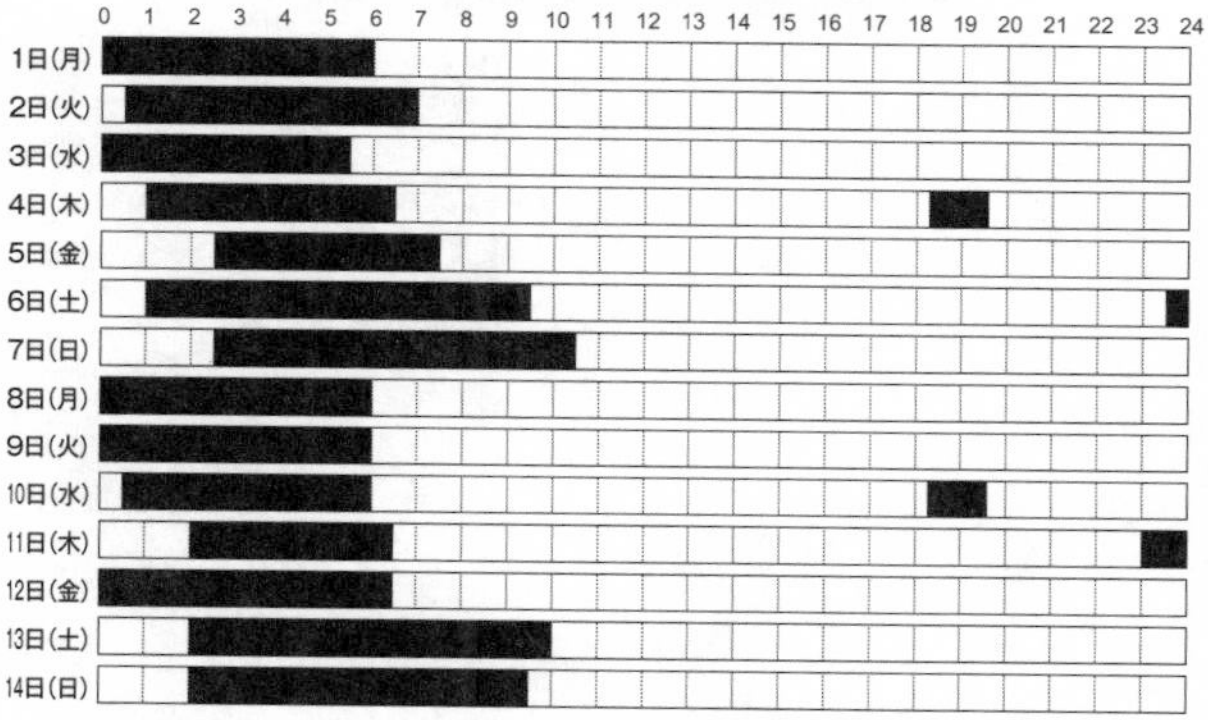

体内時計と生活時間の慢性的な不適合状態。長期間このような状況が続くと心身の不調が生じ、さまざまな疾患リスクにもなる。

これを修正するには、起きる時間を一定にする必要があります。がんばって眠ることはできませんが、がんばって起きることは可能です。目覚まし時計で、6時なら6時、7時なら7時に起きると決めましょう。寝るときは、自然に眠くなったときに寝るようにします。

ただし、休日にそれをやめてしまうと、元《もと》の木阿弥《もくあみ》になってしまいます。休日も含めて、決まった時間に起きることが体内時計を整えることにつながります。

朝型か夜型か？　自分のタイプを見極めるには

「人間は朝日が昇るとともに活動を開始して、暗くなったら寝るべきだ」という人がいます。必ずしもそうとは限りません。私たち人間にはさまざまなタイプがいます。朝早く起きるのが向いている人もいれば、起きるのは遅くて夜になると本領を発揮する人がいます。

また、それぞれの仕事によって起きるべき時間というのも違っています。長年、そうした時間に慣れていれば、それはそれでいいと思います。

例えば、パン屋さんや豆腐屋さんなど、真夜中に起きて2時くらいから働き出し、夕方に寝るという生活を続けている人が多くいます。また、夜勤で警備の仕事をしている人は、夕方に起きて午前中に寝るという生活パターンになります。

朝日とともに活動を開始すべきという考えに基づくと、こうした人たちは、皆体に悪い生活をしていることになってしまいます。しかし、実際にはそれぞれの人なりに、約24時間周期の体内時計に合った規則正しい生活ができているはずです。それで体調に影響がなく、睡眠の質もよければ問題はありません。

朝型か夜型かについては、「クロノタイプ」という体内時計の体質があります。自分のクロノタイプは、国立精神・神経医療研究センターがインターネットで公開している「ミュンヘンクロノタイプ質問紙」でチェックできます(https://mctq.jp/q/top.php)。

クロノタイプで朝型に分類される人は、朝早く起きて、朝仕事をするのが体に合っている人です。逆に、夜型の人にとって、朝早く起きて仕事をするのはつらいことだと思います。

睡眠障害と子どもの不登校の関係

体内時計の乱れによる睡眠障害は、もちろん大人にとっても重要な問題ですが、成長過程にある子どもにとっては、さらに大きな問題となります。とくに小中学生の不登校は年々増加しています。その主な原因の1つに「生活リズムの乱れ」があります。まさに体内時計の問題です。

以前、高校生を対象にして睡眠日誌を用いた調査をしたところ、睡眠時間に問題がありそうな生徒が多くいることがわかりました。平日の睡眠時間がひどく短いのです。多少の差はありますが、だいたいが夜中の1時頃に寝て、明け方の5時前後に起きるというものでした。その一方で、休みの日にはひたすら寝ています。これは典型的な休日補填型の睡眠タイプであり、睡眠不足はかなり深刻だと感じました。

通学に1時間かかるという生徒はざらで、さらに塾にも通って夜遅く帰ってくるというので、どうしてもこういう生活リズムになってしまうのでしょう。多くの場合は、なんとか乗り切って大学生になり、あるいは成功体験として記憶されていくのかもしれません。

ただ、このような生活に適応できる生徒とそうでない生徒がいることも事実です。けっして本人の学力や能力とは関係のない、体質や体内時計の特性からくるものですので、無理を重ねすぎて学校に行けなくなるまで我慢する必要はないはずです。本人のこれからの長い人生を考えると、睡眠障害の原因への理解と寛容さがどれほど救いになるかわかりません。体内時計の知識が当たり前の社会になれば、もう少し生きやすい世の中になるのではないでしょうか。

体内時計の影響を受けやすい人、受けにくい人

私は体内時計のズレに対しては、強い人と弱い人がいると考えています。

時差ぼけがきつい人は、体内時計のズレに弱い人だと思われます。海外旅行の時差ぼけならまだしも、もしそうした人が、シフトワークが義務付けられた仕事を選んでしまったらどうなるでしょうか。

現実には、そういうミスマッチは非常に多いと感じています。看護師さんのシフトワークに関する調査では、同じようなシフトで働いていても、体調に明らかな個人差が見られました。実際に、看護師の仕事にはやりがいを感じつつも、シフトワークで体調を崩して退職を余儀なくされる人の話を聞いています。一方で、うまく適応できて、まったく問題ない看護師さんも多く存在します。

看護師長さんや会社の経営陣など、組織のトップや幹部になっている人のなかには、おそらく体内時計のズレに強いタイプの人が多いのではないでしょうか。

そうした人は、体内時計のズレに弱い人の存在を意識するのも難しいかもしれません。

しかし、体内時計のズレに対する耐性は、訓練でどうにかなるというより、もともとの体

質に依存する部分が大きいといわれています。だからこそ、組織のトップやリーダーの方々には、体内時計のことを知っていただきたいと思います。

4章

ベストコンディションをつくる24時間の過ごし方

健康の秘訣は体内時計にあり！

体内時計は、日々生活するなかで、心身の健康を見えないところで支えるインフラのような役割を果たしています。この二十数年間、体内時計について研究し考え続けてきた私は、生命の根源的なものに触れたような、畏敬の念を感じるようになりました。

とても身近で、ある意味わかっているというか、昔からの格言やことわざで言い伝えられているようなこともあります。しかし、だからこそ、「そういうことだったのか」と腹落ちすることを重ねるにつれ、改めて体内時計の存在が大きなもののように思えてくるのです。

そこで、この章ではまず、「体内時計の達人」になるべく修行を重ねる私が、日々24時間をどのように過ごしているのか、またどのようなことを意識しているのかを紹介しましょう。「修行」といっても、ハードな運動や食事療法をしているわけではありません。というか、今のところ勧められても筋トレとかきついダイエットなどには一切手を出していません。

さらに言えば、私はとても健康を自慢できる人間ではありません。ストレスを感じることも多いですし、飲まないとやっていられないこともあります。仕事で無理をすることもあります。そういう状況のなかで、なんとか健康を保つために体内時計の力を借りている、というのが本当のところです。

ハードなトレーニングやダイエットが継続できれば、もちろん体重も減り健康にもいいだろうということは、言うまでもありません。しかし、それが毎日できるのなら苦労はしないという人は多いのではないでしょうか。

私はただ、1日24時間の周期と自分の体内時計の時間的なズレをなくすことを心がけているだけです。ある意味、明らかに効果がある健康によいとされていることを排除していると言えなくもありませんが、体内時計を整えることの効果がどれくらいあるのか、自分でも試してみたいと思ったのです。

厳しいことを課しているわけではありませんから、もちろん、見た目に劇的な効果があるとは言えません。腹筋が割れたり、モデルさんのようにスリムになったりというのは望めません。しかし、ぐっすりと質のよい睡眠がとれて、すっきりと目覚めることができ、毎日をクリエイティブに気分よく過ごせることが最大の目標である私にとって、腹筋がシックスパックになるのが幸せなことだとは思えないのです。しかも、普段の生活のなかで少し意識するだけで、誰でも無理なく実行できます。毎日、自分をよい状態で保ち続ける。そんな「健康の目標」があっても、私はいいと思います。

これで科学的な何かを言いたいわけではありません。体内時計を味方につけようとしている、私自身の試みの紹介です。

科学は統計学的な解析がつきもので、集団を評価します。しかし、私は私がどうなるのかが大切です。科学的な妥当性に納得し、それを信じたならば、あとは自分で実践してみるしかありません。それでどのような結果になるかは、もはや個人差のある症例報告です。それを踏まえて、ストレスも多い日々のなかで、メタボにならずにギリギリで踏みとどまることができているのは、別の体質などの要因もさることながら、少なくとも私は体内時計を整えていることによる納得の効果だと思っています。

体内時計を整える方法については、科学的に妥当と考えられる方法が多くあります。この章ではそれもあわせて紹介していきましょう。

仕事の都合や家庭の事情で、規則正しい生活を続けることが難しい方もいらっしゃるでしょう。それでも、いくつかの重要なポイントを意識しておくだけで、体調はかなり違ってくると考えられます。

それでは、朝の目覚めから順を追ってご紹介しましょう。

実は寝だめはできません

私の起床は、毎朝6時半と決まっています。平日も休日も同じ時刻というのがポイントです。目覚まし時計は使っていません。

休日は1週間の心身の疲れがたまっているために、寝だめをしようとする人が多いのですが、それは体内時計の観点からはよくありません。起きる時刻が遅くなれば、必然的にその日の夜の就寝も遅くなります。なかなか寝つくことができず、睡眠時間が十分とれないうちに、翌朝の出勤時間になってしまうというパターンに陥りがちです。こうなると、体内時計の乱れへの第一歩になりかねません。

とはいえ、どうしても寝るのが遅くなることはあるでしょう。そんなときは、3章でもお話ししたように、起きる時間をズラさないことが大切です。起きる時間が決まれば、体内時計のズレは解消しやすくなります。

そうして私は朝8時に勤務先の大学に行き、できるだけ夜8時頃に帰るという生活を続けています。ただし、この本の執筆など締め切りに追われるときや、大きな研究費の申請前などは、もちろん遅くまで働きます。忙しさに波もありますので、時には無理もします。ただし、無理を続けないことが大切です。

日常生活で気をつけているのは、平日と休日の違いをつくらないことです。それは起きる時間だけでなく、食事の時間や寝る時間も同様です。会社や学校は休みかもしれませんが、なるべく毎日同じパターンで生活するのが基本です。もちろん、土日も働くという意味ではなく、生活リズムをあまり変えない、という意味です。

運動については、私自身にとっては課題であり、あまり紹介できることはありません。大学の構内をあちこち動き回ったり、たまに1人で軽く散歩したりしていますが、そのときは早足で歩くようにしています。一般的な話として、軽く汗ばむくらいの運動でも体内時計を整える効果はあるといわれています。また、タイミングについては、体内時計の観点からは朝のほうが効果的かもしれませんが、運動自体は朝から夕方までいつやってもいいといわれています。自分が取り入れやすい時間に、好きな形でやるのがいいと思います。

私の場合、これからはもう少し運動もしようと考えています。学生のとき、国家試験前には部屋にこもってずっと勉強していましたが、2日に1回、朝7時から大文字山に登り、朝日に手を合わせることをルーティンにしていました。往復で2時間くらいの手軽な登山です。山伏のような人が法螺貝《ほらがい》を吹いている隣で国家試験の合格を祈っていました。自分としては、本当はこのくらいが理想なのですが、先日久しぶりに大文字山に登ってみると、思った以上にきつくて遭難しそうでした。

昼食は軽めのサンドイッチと野菜スムージー、それとヨーグルトくらいです。ただ、2週間に1回程度、大学の近くにあるビストロでランチを食べる幸せは、手放すことができません。基本的に1人で出かけ、じっくり味わいます。まず、春から夏はフランス産のホワイトアスパラガスの温野菜サラダ（スープが絶品）、夏から秋はモン・サン・ミシェル産のムール貝の白ワイン蒸しから入ります。続いて、本日のカルパッチョは珍しい白身魚で毎回新しい発見があります。そして定番の養老豚のパネグリエに雑穀入りご飯。最後にオリジナルの一口アイスで至福のランチを締めくくります。

体内時計をリセットする朝の光

体内時計を整えるうえで、朝、昼、夜と、それぞれ光をうまく使うことは大切です。光の強さや光の色に対する体内時計の働きを知っていれば、乱れがちな体内時計をうまく調整できます。

ですから、朝の光で目覚めるのはよいことだと思います。自然光をうまく利用すれば気持ちよい目覚めに導くこともできるでしょう。

例えば、寝室のカーテンを開けておくというのも1つの手です。曇りの日でも2万5000～3万2000ルクスの明るさがありますので、朝になれば室内でも十分な明るさが得られます。

繰り返しになりますが、私たち人間の体内時計は24時間よりもやや長めになっています。そのため、放っておくと、体内時計は実際の24時間周期の時計に対して、どんどん後ろにズレていってしまいます。

それを調整してくれるのが光の刺激です。朝、明るい光を浴びることで、その刺激が目から視交叉上核に伝わり、遅れかけていた体内時計を少し戻してくれるのです。

最近では、光を発する目覚まし時計という商品があります。設定した時刻になると、だんだん明るい光を発していくもので、これならば日当たりの悪い部屋でもスムーズな目覚めが期待できます。

光の「色」を上手に活用する

朝の光とともに気をつけたいのは、夜にどういう光を使うかです。光の強さももちろんですが、光の色にも心を配る必要があります。光の色によって、体内時計への影響の強さが異なっているためです。

マウスを使った実験では、赤い色の光と青い色の光を同じ明るさで照射してくらべると、青い光のほうが体内時計に対して強く影響することがわかっています。

そのことを考慮に入れて、夜の光の扱いには注意してください。朝、昼と体内時計を整えてきて、せっかく体が眠るモードに入ってきたのに、夜になってスマホやタブレットの画面から出る青色光を凝視していると、体内時計が後ろにズレて眠りが遠ざけられてしまいます。もちろん青色光だけでなく、ＳＮＳやゲームに集中することで脳の働きや交感神経が活性化することによる体内時計への影響も大きいので、要注意です。

そこで、夜になると白色系の照明を使わずに、暖色系のオレンジ色の光を用いています。その点、最近のＬＥＤ照明は、光の強さだけでなく色味も変えられるので便利です。暖色系の光を使うことは、眠気を誘うという効果もありますし、体内時計を乱さないという点でも意味があります。ｉＰａｄもブルーライトカット・モードがありますので、それを使っています。

このような光の使い分けは有効なのですが、体内時計の特性をよく理解して使わないと逆効果になったりしますので要注意です。まずはシンプルに「夜の明るい光は体内時計をズラし、朝の光は体内時計を整える」という、基本をご理解いただきたいと思います。

体内時計を乱さないスマホとのつきあい方

先ほども述べたように、青い光は赤い光にくらべて、体内時計への影響が非常に強いことがわかっています。これが体のリズムを崩して睡眠障害を招くという、いわゆる「ブルーライト伝説」はお聞きになったことがあるでしょう。

確かに、スマホの画面からはブルーライトを多く含む光が出ていますので、スマホを見ていると体内時計がズレるというのはけっして間違いではありません。

ただ、スマホで眠れなくなる理由はそれだけではありません。ゲームに熱中したりSNSに感情を揺さぶられることで、脳は活発に働き、自律神経の交感神経も活性化し、それが眠気を遠ざけるという影響があることはすでに述べた通りです。友人とのメッセージのやりとりでも、あれこれと内容を考えて集中することで脳が目覚めるという可能性もあります。

私もそうしたことも考え合わせて、よくいわれるように寝る1時間前になると、スマホもパソコンも見ないようにしています。テレビなら見ながら寝ることもできますが、スマホやパソコンはそうはいきません。送られてくる画面を受動的に見ているテレビと違って、スマホやパソコンはもっぱら自分から能動的にかかわるため、画面や情報への集中度も格段に高くなるためです。

ブルーライトはカットするのが正解？

パソコンは言うに及ばず、スマホほど便利な文明の利器はないことは、私も理解しています。ただ、その一方で、常に何かしら情報をチェックしていないと気が済まないという依存症状を起こしがちです。

ベッドに入ってもスマホを見続けていると、脳の活性化状態が続いて、脳の温度が高いままになってしまいます。脳の温度が下がらないと眠れません。ですから、スマホ中毒になると睡眠時間や睡眠の質に悪影響を与えてしまうのです。これもよくいわれていることです。

ブルーライトがどうこう言う以前に、やはり夜寝る前にはスマホを見ない、そして寝床に持ち込まないのが賢明です。

ところで、スマホやパソコンのブルーライトをカットする短波長カット眼鏡が販売されています。確かに、仕事などでよくスマホやパソコンを使う人、とくに夜になってもやむをえず使っている人には効果があると思います。

ただし、ブルーライトをカットすべきなのは夜だけです。逆に、午前中もそうした眼鏡を装着していると、自然光に含まれる青白い光も視神経に届かなくなります。

本来ならば、午前中の青白い光によって体内時計が整えられるはずが、ブルーライトカットの眼鏡によって逆効果になってしまうかもしれません。

もっとも、それはあくまでも体内時計の観点からの意見です。ブルーライトは、時刻によらず網膜を傷付けるという報告もあります。とくに紫外線が強い夏の日中などは、短波長カット眼鏡は目を守ってくれる効果もありそうです。

知っておきたい昼寝の効用

昼寝は、上手に使うと体内時計を整えるために役立ちます。その一方で、昼寝のとり方を間違えると、かえって体内時計を乱す原因になってしまいます。

睡眠が足りているときでも、昼ご飯を食べたあとくらいに眠くなるのはどなたも経験するでしょう。これは生理的な眠気であり、健康な証拠でもあります。そこで昼寝をするのは、ごく自然な成り行きです。

そのときに20分程度の昼寝をしておくと、午後のパフォーマンスが断然よくなります。そうして午後に活発に活動することで、夜になると適切な時間にまた眠くなるという好循環を生み出します。ただし、昼寝も1時間以上になってくると、逆に夜になっても眠れなくなってしまうことがあるので注意が必要です。

もし、前の晩に徹夜をしていたなどの理由で睡眠不足の状態なら、昼寝で睡眠不足を解消するのはよいことです。最悪なのは、眠気が強くなってくる夕方頃に寝てしまい、夜中あたりに目がぱっちりと覚めて寝られなくなり、体内時計が乱れるきっかけになってしまうことです。

逆に、その日の晩に徹夜で働かなくてはいけないというときには、ある程度の長さの昼寝をとっておくことができればかなり楽になります。その場合は夜勤明けの過ごし方も、体内時計をズラさないためには大切です。

要は、一概に昼寝がいい、いけないとは言い切れないということです。さらに、どれだけ昼寝をすればよいかというのも一様ではなく、その場の状況や自分の体調も踏まえて、臨機応変に昼寝の長さを考えることが必要です。体内時計の特性を知れば、自分で昼寝の時間やタイミングのデザインも可能になります。

一般的な日中勤務の人の場合は、昼食後に20分間くらいウトウト昼寝をすると午後のパフォーマンスがよくなるということは、参考になると思います。

実習で伝えている「ベジファースト」の効果

体内時計とは直接の関係はありませんが、「ベジファースト」という言葉を聞いたことがあるでしょうか？　食事の際に、野菜（ベジタブル）を最初（ファースト）に食べることで食後高血糖を防ぎ、生活習慣病のリスクを減らそうという考え方です。

私は、医学教育の一環として、ベジファーストが本当に意味のあることなのかどうか、学生自身に体験してもらうという生理学実習をおこなっています。血糖調節機能を学ぶことが第一の目的ですが、将来医師になる学生たちですので、非常に実践的な知識になると好評です。何より、教えるほうも学ぶほうも楽しい実習となります。

現在、糖尿病はその予備軍も含めると、1000万人に達するとの推計があります。そうなると、糖尿病内科に限らず、どの診療科に進んでも必ず糖尿病患者や予備軍の患者に遭遇します。そんなとき、食事指導の一環として患者さんにベジファーストを勧めることになりますが、経験したことであれば説得力が違います。

実習では、おにぎりと野菜サラダを食べるとき、野菜サラダから食べはじめるか、おにぎりから食べはじめるかによって、30分後・60分後・120分後の血糖値にどのような違いが出るのかを調べます。

すると、野菜サラダから食べはじめたほうが、炭水化物であるおにぎりを先に食べるよりも、30分後の食後高血糖が明らかに抑えられることが確かめられました。ベジファーストは実際に意味があるのです。

急激な食後高血糖は、膵臓《すいぞう》に負担をかけるだけでなく、余った血糖が脂肪として蓄積されたり、代謝に悪影響を及ぼしたりします。これは、単に太りやすくなるというだけではありません。糖尿病のリスクを高めることになりますし、すでに糖尿病の人にとっては症状を悪化させる要因になることから、食後高血糖はできるだけ抑えたほうがよいとされています。

毎年毎年、何度実習をやってもこの傾向ははっきりと出ます。ベジファーストに効果があることは疑いようがなく、毎回の食事において、いきなりご飯やパンのような炭水化物から食べはじめるのではなく、野菜から食べるようにすることは、もはや鉄則といってよいでしょう。

夜8時以降に食べたくなったら？

「体内時計の達人」を目指す私は、もちろん食事をする時間にも気をつかっています。体内時計に限らず、さまざまな関連する分野の研究者が言っていることですが、夜の食事は軽くすませることが理想です。

夜寝る前というのは、食べると太りやすい時間帯なので、食べすぎには注意をしなければなりません。同じものを食べても、昼より夜のほうが血糖も上がりやすくなります。

ただ、多くの人にとっては夜8時といってもまだまだ活動的な時間でしょう。そういう人たちは、「夜8時を過ぎたら食べない」を「寝る前の3時間は食べない」に置き換えてください。

例えば、私は夜8時半を過ぎたらできるだけ食べないようにしています。どうしても何か食べないといられないという人は、野菜だけにしたり、せめてカロリーがごく低いものだけに限るのがよいでしょう。

さて、世の中では、新型コロナウイルスの蔓延《まんえん》でステイホームが続いたために、運動不足や食べすぎ、飲みすぎで太って不健康になったという話をよく耳にします。もっとも、私に限っていえば、コロナのおかげで厳しい飲み会が減り、体重も健康的に減っているだけでなく、体調もよい状態が続いています。これは、夜遅くまで飲んだり食べたりすることで生活ペースが乱されることもなくなり、非常に規則正しい生活になったことも影響しているとみています。でも、やはり適切な頻度での飲み会は豊かな人生には必要だと実感しています。

もともと、普段の私はお酒をあまり飲みません。深酒は睡眠が浅くなるという問題点を抱えています。寝ている途中で目が覚めて眠れなくなる「中途覚醒」の原因になり、睡眠障害の原因になりえます。

健康的に飲む分には問題ありませんが、くれぐれもお酒の飲みすぎには注意したいものです。

禅僧に長寿が多いのは体内時計のおかげ!?

コロナ禍で飲み会がなくなったおかげで、「体内時計の達人」を目指す私の生活は修行僧並みになってきました。

そこで思い当たったのですが、禅宗の高位のお坊さんというのは長生きの人が多いようです。その理由として、体内時計が整っていることが多少なりとも関係しているのではないかとひそかに考えています。

いや、科学的に立証されたわけではないので「多少なりとも」と言いましたが、私の本心を言わせていただければ、体内時計と深くかかわっていると信じています。

最近、ご縁があって、茶道の手ほどきをいただく機会がありました。非常に高名な先生で、お茶のことだけでなく禅宗の教えや禅僧の言葉などを幅広く学ぶことで、世界が広がっています。さまざまなお話を聞くなかで、禅僧の生活に感銘を受けることが多くありました。

そしてあるとき、とある有名な禅宗寺院の塔頭《たっちゅう》の1つで高僧のお話を拝聴する、貴重な機会をいただきました。

そこでは毎朝5時には朝のお勤めがはじまり、掃除や食事、座禅も決まった時刻に毎日欠かさず続けます。食事も粗食です。

禅僧の生活は、規則正しいルーティンそのものです。しかも座禅では呼吸を整えることが肝要なのですが、これは自律神経を整えることにつながります。そして、なんといっても体内時計を整えるには理想的な生活スタイルです。まさに修行の世界であり、そこには緊張感がみなぎっています。

このように心身に適度な緊張を負荷することや、逆にそこから解放されたりというメリハリがある生活は、自律神経のリズムも明瞭になり、体内時計にとって非常によい環境だと言えます。

禅僧の生活を見聞きしていると、自分を律するためにかける一種のストレスは、けっして悪いことではないと感じます。それが、生活にリズムをつくる基盤になっているのではないでしょうか。

そのように考えると、自分の好きな時間に寝て、好きな時間に食べて、なんでも自由にしていいという環境は、必ずしも私たちの心身にとって、いいとは限らないのかもしれません。

事実、テレワークになって自由時間が増えたと喜んだのも束の間、睡眠相がどんどん後ろにズレていったり、飲みすぎや食べすぎで体調を崩したりする人も増えています。自分を律することの難しさを実感した人は多いのではないでしょうか。

体内時計研究のその先にあるもの

長く体内時計の研究を続けていて何が一番うれしいかといえば、やはり研究が誰かに必要とされたときではないでしょうか。自分たちのものであればなおさら特別ですが、私たち自身のものに限らず、今回のようにこれまでの研究成果を総合して伝えることで、誰かの人生に少しでも役立ったという話を聞くことほど、うれしいことはありません。

ここでは、私にとってとくに印象的だったエピソードをご紹介したいと思います。

その人は、あるテレビ局の国際部に勤務する若い女性記者Aさんです。私が研究している体内時計について、ぜひ話を聞かせてほしいということで、同僚の方とともにお会いすることになりました。

私が一通り説明を終えると、Aさんは大きくうなずいたのち、こう言いました。

「先生のおっしゃる通り、私の体内時計はひどく乱れているようで、当てはまることばかりです。でも、私は絶対に辞めません」

聞くと、彼女の長年の夢というのが、駐在する女性がまだ少ない海外のある地域に行き、現場で仕事をすることだったのです。高校時代からその夢に向かって走り出し、大学についても海外で仕事をすることを念頭に入れて選んだといいます。そして、卒業後にめでたく第一希望のテレビ局に就職できました。

念願の国際部でも努力を重ね、ついに短期の出張という形で現地に派遣されるまでになっていました。まさに夢の実現の一歩手前だったのです。

しかし、国際部はまさに24時間体制です。何時間もの時差のある国が多く、昼夜を分かたず入ってくるニュースをすぐに記事にしなくてはなりません。国際部の記者たちが分担しているのですが、どうしても不規則な勤務になってしまいます。体内時計が乱れるのも無理はなく、本当にきつかったと思います。

「でも、もう少しで夢に手が届きそうなんです。だから、どんなに体調が悪くても絶対に諦めたくありません」

この話を聞いて、まさにこういう人のために私は研究をしているのだと、強く心が揺さぶられました。

そこで、彼女の夢の実現に向けて、少しでもお手伝いできればと考え、不規則な勤務を乗り切るコツを伝えることにしました。内容は、昼寝のとり方や目覚まし時計の使い方、食事のとり方など、すでにこの本でお話ししたことばかりです。

具体例をいくつか挙げると、夜勤が入っている日の朝は、目覚まし時計をかけずに寝坊するか昼寝をするのがポイント。睡眠負債を解消し、睡眠不足が軽減されます。

逆に夜勤明けは疲れているかもしれませんが、帰ってきてすぐに長時間ぐっすり寝てしまわないことがポイントです。ここで8時間も熟睡してしまうと、夜になって眠れなくなり、体内時計がズレてしまいます。それを避けるために、目覚まし時計をセットして、2〜3時間ほどでがんばって起きるようにします。起きたら軽食をとって、あとは夜まで寝るのを我慢して、夜のほどよい時間になったら就寝する。これはある看護師さんが経験的に実行していたパターンなのですが、実際、こうすれば体内時計のズレを最小限にとどめることができます。

海外から届いた1通のメール

それから1年ほどたったある夜のことです。自宅で私がぼんやりとテレビを見ていると、海外情勢を伝えるニュースが流れてきました。そのなかで、日本がかかわる事件について現地からの中継がありました。

スタジオから「○○支局のAさん！」という呼びかけがあって、あのときの記者さんがテレビ画面に登場したではありませんか。

「おお、特派員になったんだ。夢を実現したんだ！」

どんな内容を話していたのかはそっちのけで、生き生きとした表情で彼女が現地からレポートしている姿を見ていました。なんだかうれしくて居ても立ってもいられません。すぐに祝福と激励のメールを出しました。

まもなく、次のような内容の返事が届きました。

「念願かなって海外赴任が決まりました。こちらに来てみると、日々の生活は日本の国際部ほど大変ではなく徹夜のシフト勤務もないので、かなり体調維持もできる状況です。先生から教わったシフトの乗り切り方は、国際部に配属された後輩にも教えています。これから、ぜひシフト勤務を含む不規則な勤務について研究が進み、多くの人がやりがいのある仕事を続けつつ、健康を守ることができる体制が形づくられれば、と思っています」

このメールを読んで、胸がいっぱいになったことは言うまでもありません。また、彼女は自身の経験を踏まえ、新しく国際部に異動してきた若い記者たちを相手に、体内時計を乱さないコツを伝授したというではありませんか。

体内時計の研究は、このような形で1人ひとりの助けになることができると実感させてくれるものでした。それを思うと、体内時計の研究が持つ社会的な意義の大きさを、改めて感じるのです。

キャリアと健康の両立のために体内時計ができること

高度で専門的な職種の場合、シフトワーク自体が健康を害する可能性があることを、それほど意識していない人も多いと思います。

これは高度専門職と呼ばれるエリート層が多い職種での働き方改革の難しさとも関係していると、私は考えています。

いわゆる「自己研鑽《けんさん》」がキャリアアップに必須な職種では、とくに優秀で向上心の強い若手ほど無理をしがちです。がんばりたい人にストップをかけるのは、本当に正しいこととは思えません。しかし、無理しすぎて体を壊したり、長期の休養を取らなければならなくなっては、元も子もありません。

高度専門職の場合、一律に労働時間の総量規制をするということが本当に唯一の方法なのかは、今後も議論していくべきと考えます。

では、どうすればよいかというと、私はやはり「体内時計を知る」ことからはじめていただきたいと思います。

そこから、自分の健康を守り、さらに社会の理解や価値観が変わり、またそれぞれの人に合った働き方を認める寛容さが生まれてくるのではないでしょうか。

自分のタイミングでがんばるときは効率もよく能力を伸ばせることでも、無理なタイミングでがんばることを強制されることは大きなストレスになります。組織のなかで働く場合は、もちろんそんなことは言っていられないことはよくわかります。「世の中、そんなものじゃない」とお叱りを受けるかもしれません。しかしそれでも、体内時計の特性なども加味した柔軟で寛容な働き方が許容される社会であってほしいと、夢見ずにはいられません。

これまでの社会では、シフトワークや高度専門職の長時間勤務なども仕方がないもの、あるいはそこを乗り切ってこそ一人前、という感じだったのかもしれません。

ですから、シフトワークや不規則な働き方による不調を解消するには、まず「体内時計という体の仕組み」があることを知ってもらうことが大事だと思った次第です。

さらに重要なことは、不規則な生活で体調を崩しやすいかどうかは、本人の能力とは無関係であるということです。もっと言えば、体内時計を整えることで知的作業の効率も上がりますし、自分の能力を発揮できるというプラスの面もあるということを、知っていただきたいと思っています。

要は、シフトワーカーにしても、一般の日勤の人にしても、できるだけ体内時計を乱さないことが大切だという意識を持つことが第一です。それだけでも、状況は大きく違ってくるはずです。

もちろん、働く人だけでなく、シフトを組む人も、さらに言えば社会全体が、そのことを理解する必要があります。

体内時計を味方につける

作家の村上春樹さんは、エッセイ『職業としての小説家』のなかで、自らを「早寝早起きの健康的な生活を送り、日々のジョギングを欠かさず、野菜サラダを作るのが好きで、書斎にこもって毎日決まった時刻に仕事をするような作家」と表現し、規則正しい生活がもたらす効果をこう説いています。

小説を書くという作業に関して言えば、僕は一日に五時間ばかり、机に向かってかなり強い心を抱き続けることができます。……(中略)……もちろんその強さとは、身体的強さの場合と同じように、他人と比べたり競ったりするものではなく、自分の今ある状態を最善のかたちに保つための強さのことです。

さすがと言うほかはありません。体内時計の本質を見事に言い当てていると感銘を受けました。ますますファンになります。

体内時計という言葉をご存じかどうかはわかりませんが、規則正しい生活を送ることによって「自分の今ある状態を最善のかたちに保つための強さ」が手に入れられることを発見し、それを実践しています。

村上さんは体験を通じて真理にたどり着いておられますが、このことはまさに本書を通じて私が伝えたかったことと重なります。

規則正しい生活によって、つまり体内時計が整うことによって、注意力、記憶力、集中力などを含めた知的能力を最善のものに保つことができるのです。さらに走るという習慣によって、体力的にもよい状態を維持されています。

繰り返しになりますが、大切なことは、体内時計を整えることは「よい状態を保ち続ける」ことにつながる、ということです。

科学が発達した今、体内時計を意識することの意味

科学技術の急速な発展によって、私たちは昼夜を問わず快適な生活が送れるようになりました。これは画期的な進歩である半面、体内時計にとっては厳しい社会環境であるとも言えます。

逆に言えば、失われがちな私たちの時間秩序を、最先端の技術によってリカバーすることも不可能ではありません。人間が住むのに適さない環境であっても、太陽と同じぐらいの光を屋内で再現できれば、そこで体内時計を整えて暮らすこともできるわけです。

そうした技術の成果が期待されるのは、宇宙での生活です。

実際に、国際宇宙ステーション（ＩＳＳ）の船内では、24時間周期で光の刺激を与えることで、体内時計を地球上と同じように維持することを可能にしています。ただ、それでも宇宙飛行士は宇宙に行くと睡眠リズムが乱れ、睡眠の質も悪くなることが多いそうです。

これに対し、光の色まで調節できるLED照明を使って、少しでも体内時計を整えようとする取り組みがなされています。さらに以前、スペースシャトルの時代の話ではありますが、軌道の関係で1日を23時間20分~40分とする明暗サイクルとしていたそうです。これに多くの宇宙飛行士の体内時計が適応できなかった可能性も指摘され、宇宙における体内時計の重要性は注目を集めています。

NASA(アメリカ航空宇宙局)では、有人宇宙船の打ち上げをはじめた頃から、体内時計の実験や研究を熱心におこなっています。例えば、隔離実験室を使い、昼夜の明暗サイクルの変化などで、健康状態にどのような影響があるのかを調べてきました。将来、月や火星に人間が長期間滞在したり居住したりするには、体内時計に関する知識は必要不可欠だからです。

体内時計の研究を深めていくと、人間も地球の一部であり、そこから逃れられないのだと強く感じます。

同時に、地球の一部として、地球と同じ24時間のサイクルで生活することが、どんな環境にあっても最善の状態を保つ秘訣だということがわかります。

私たちにとって大切なのは、体の外の世界と内側の世界の時間的なズレをなくし、地球のリズムに細胞のなかの営みまでを同期させることです。

体内時計は、私たち人間も自然の一部であることを再認識させる仕組みでもあるのです。

おわりに

「自分の体内時計に従わない生活を続けるとどうなるのか？」

私たち体内時計の研究者は、今もこの問いについて考え続け、その答えを探し続けています。

本書でも紹介したノーベル委員会の委員クリスター・ホッグ氏からの問いかけは、体内時計の本質を改めて明示し、体内時計研究の成果がいまだ社会に届いていないことを、私たち研究者にも再認識させました。体内時計のメカニズムの解明が進んだ一方で、私たちの健康に活用する知識が不十分だったのです。

実は、この10年ほどのあいだ、「科学」を巡って大きな議論が起こっています。いわゆる「すぐ役に立つ『科学技術』推進論」ともとれる国の政策を巡ってのものです。医学生命科学の領域でも、「基礎研究と応用研究、どちらが大切か」という議論が熱を帯びています。国が主導する科学技術政策では、「社会実装」「社会課題の解決」「イノベーション創出」という言葉が並び、すぐに役に立つ技術開発が前面に出ている印象を受けます。

その背景には、産業界や科学技術面での日本の国際競争力の低下があります。そこで国による科学研究振興への予算についても、産業につながりやすい応用研究に重きを置かれるようになっていきます。そうすると、いわゆるすぐに役に立たないような基礎研究を積み重ねてきた研究者からは批判が出てきて、基礎研究の重要さを訴える論調も強くなっていくというわけです。

私は、体内時計を研究するいわゆる「基礎研究者」の部類に入ります。しかし、医学部を卒業し内科での臨床経験もある医師でもあります。そうすると、基礎研究vs応用研究という構図で見ても、どちらの主張もその通りだと思えるのです。どちらも必要であり、その両方がお互いの発展に寄与し合う同じ「科学」なのだと考えています。

体内時計でいえば、「約24時間周期の時間秩序を生み出す」という根源的な役割とその原理（基礎研究）と、日々の暮らしのなかで「自分の体内時計に従わない生活を続ける」ことによる体調不良の原因と対応策（応用研究）とは、私のなかでは完全にひと続きにつながっています。大きな山の両側からトンネルを掘っているようなもので、お互いの進む方向がズレないよう俯瞰する視点が大切なことだと考えています。「局所」と「全体」、このどちらかだけに偏ることなく、両方の視座を常に行き来しながら物事をよく見ることが、これからの科学にも社会にも必要なことではないでしょうか。
「科学」は不確実な未来に一歩を踏み出すための道標のようなものだと、私は考えています。真っ暗闇のなかに、もしかすると目の前は崖になっているかもしれないところに、さまざまな方法で「この方向に進めば大丈夫」と一歩前に足を踏み出す勇気を与えてくれる。今回のＣＯＶＩＤ‐19パンデミックでも、未知のウイルスに対し、未曾有《みぞう》の困難を乗り越えるため、現場の医師の科学的分析と研究者による挑戦がありました。試行錯誤のなかで、暗闇に光を灯していきました。まさに、歴史をつくっている現場です。「科学」とは、そのような営みだと私は思うのです。

　この本を出版するにあたり、青春出版社・プライム涌光編集部の深沢美恵子さんには、心から感謝申し上げます。

令和3年10月　緊急事態宣言が明け、街に活気が戻りつつある京都にて

八木田和弘

参考文献

サージ・ダーン 著(本間研一 訳), 人間の内なる時計～体内時計を発見した男 ユルゲン・アショフの生涯～, 北海道大学出版会, 2020

田澤仁 著, マメから生まれた生物時計～エルヴィン・ビュニングの物語～, 学会出版センター, 2009

本間研一, ヒトの体内時計, 時間生物学, 25, 2-9, 2019

本間研一, ヒトのサーカディアン・システム, 京都府立医科大学雑誌, 130 (8), 501-509, 2021

久保達彦, 我が国の深夜交替制勤務労働者数の推計, 産業医科大学雑誌, 36 (4), 273-276, 2014

伊藤洋他, 時差症候群と夜勤症候群, 神経進歩, 39 (1), 104-116, 1995

鈴木一博,自律神経系による炎症の制御,Jpn. J. Clin. Immunol, 39(2), 96-102, 2016

Nakamura TJ, The suprachiasmatic nucleus: age-related decline in biological rhythms., J. Physiol Sci, 2016

Lynne Peeples, Time Trials: chronotherapy, Nature, 566, 290-292, 2018

天野玉記,日中の活動性を向上させる取り組みが認知症高齢者の睡眠障害改善に及ぼす効果,日本認知症予防学会誌, vol2, No.1, 18-22, 2013

Ohdo et al, Changing the dosing scheduke minimizes the disruptive effects of interferon on clock function., Nature Medicine, 7, 356-360, 2001

Van der Vinne et al, Cold and hunger induce diurnality in a nocturnal ammal., Proc. Natl. Acad. Sci. USA, 111, 15256-60, 2014

Inokawa H, et al., Chronic circadian misalignment accelerates immune senescence and abbreviates lifespan in mice., Sci. Rep.,10, 2569, 2020

Umemura Y, et al., Human circadian molecular oscillation development using induced pluripotent stem cells, J Biol Rhythm, 34, 525-532, 2019

Umemura Y, et al., Involvemant of post-transcriptional regulation of Clock in the emergence of circadian clock oscillation during mouse development., Proc. Natl. Acad. Sci. USA, 114, E7479-7488, 2017

Yagita K, et al., Development of circadian oscillator during differentiation of mouse embryonic stem cell in vitro., Proc. Natl. Acad. Sci. USA, 107, 3846-3851, 2010

Yagita K, et al., Molecular mechanisms of the biological clock in cultured fibroblasts., Science., 292:278-81. 2001

岡村均, 哺乳類の生体リズムの分子機構を求めて：時計遺伝子の拓く新しい地平, 京都府立医科大学雑誌, 130 (8), 539-547, 2021

重吉康史, 視交叉上核と概日リズム睡眠覚醒障害, 京都府立医科大学雑誌, 130 (8), 511-520, 2021

八木田和弘, 環境時間との不適合による恒常性破綻：概日リズム障害の病態生理学. 京都府立医科大学雑誌, 130, (8), 521-538, 2021

日本看護協会編, 2020年病院看護実態調査報告書, 日本看護協会調査研究報告〈No. 96〉, 2021

Inoue Y, et al., Association between engagement in COVID-19-related work and depressive symptoms among hospital workers in a designated COVID-19 hospital in Japan: a cross-sectional study., BMJ Open, 11, e049996, 2021

Awano N, et al., Anxiety, Depression, and Resilience of Healthcare Workers in Japan During the Coronavirus Disease 2019 Outbreak., Internal Medicine, 59, 2693-2699, 2020

Czeisler ME, et al., Mental health, substance use, and suicidal ideation during the COVID-19 pandemic -United States, June 24-30, 2020., Morbidity and Mortality Weekly Report, Center for Disease Control and Prevention, 69, (32), 2020

山仲勇次郎, 時間生物学：ヒトの生物時計と生体リズム, 体力医学, 69 (4), 343-345, 2020

三島和夫, 宇宙環境における睡眠・生体リズム調節, 臨床神経学, 52 (11), 1321-1324, 2012

村上春樹 著, 職業としての小説家, スイッチ・パブリッシング, 2015

青春新書
PLAYBOOKS
人生を自由自在に活動《プレイ》する

人生の活動源として

いま要求される新しい気運は、最も現実的な生々しい時代に吐息する大衆の活力と活動源である。

文明はすべてを合理化し、自主的精神はますます衰退に瀕し、自由は奪われようとしている今日、プレイブックスに課せられた役割と必要は広く新鮮な願いとなろう。

いわゆる知識人にもとめる書物は数多く窺うまでもない。

本刊行は、在来の観念類型を打破し、謂わば現代生活の機能に即する潤滑油として、逞しい生命を吹込もうとするものである。

われわれの現状は、埃りと騒音に紛れ、雑踏に苛まれ、あくせく追われる仕事に、日々の不安は健全な精神生活を妨げる圧迫感となり、まさに現実はストレス症状を呈している。

プレイブックスは、それらすべてのうっ積を吹きとばし、自由闊達な活動力を培養し、勇気と自信を生みだす最も楽しいシリーズたらんことを、われわれは鋭意貫かんとするものである。

—創始者のことば— 小澤和一

著者紹介

八木田和弘〈やぎた かずひろ〉

京都府立医科大学大学院医学研究科統合生理学教授。1995年京都府立医科大学卒業後、同大学附属病院第3内科にて研修。京都府立医科大学大学院修了。神戸大学医学部第2解剖学助手および講師、名古屋大学理学部COE助教授、大阪大学大学院医学系研究科神経細胞生物学准教授を経て2010年より現職。2017年から地域生涯健康医学講座の教授を併任。時間生物学、環境生理学の研究に取り組む傍ら、体内時計の視点から生活改善の大切さを伝える活動にも取り組んでいる。

「なんとなく不調《ふちょう》」から抜《ぬ》け出《だ》す！
「2つの体内時計《たいないどけい》」の秘密《ひみつ》

青春新書 PLAYBOOKS

2021年11月25日　第1刷

著　者　八木田和弘《やぎたかずひろ》

発行者　小澤源太郎

責任編集　株式会社プライム涌光

電話　編集部　03(3203)2850

発行所　東京都新宿区若松町12番1号 〒162-0056　株式会社青春出版社

電話　営業部　03(3207)1916　振替番号　00190-7-98602

印刷・三松堂　製本・フォーネット社

ISBN978-4-413-21188-8

青春新書 PLAYBOOKS

人生を自由自在に活動する――プレイブックス

免疫力は食事が9割

森由香子

「食」こそ最強の「感染症対策」!
管理栄養士が教える
「負けない体」の食事術

P-1176

世界の知恵を手に入れる 座右のことわざ365

話題の達人倶楽部[編]

「笑って暮らすも一生、泣いて暮らすも一生」など。一日一日を明るくする世界のことわざを収録

P-1177

上手に発散する練習

名取芳彦

「きれいごと抜き」で大人気の下町の和尚が教える、〝風通しのいい心〟になる考え方。うつうつ、くさくさ、モヤモヤがすーっと流れるヒント。

P-1178

数学は図で考えるとおもしろい

白取春彦

世の中を見る目が変わる
「おもしろい数学」。
知識ゼロでもすっきりわかる!

P-1179

青春新書 PLAYBOOKS

人生を自由自在に活動する――プレイブックス

緊急対応版
「奨学金」上手な借り方 新常識
竹下さくら
知っているかどうかで大きな差がつく。安心して学べる資金づくりの決定版！
P-1180

新宿の逆襲
市川宏雄
“世界一のターミナル駅”が大変身。新宿の過去、現在、未来がこの一冊ですべてわかる！
P-1181

「にごり酢」だけの免疫生活
前橋健二
にごりは酢酸菌！「普通の酢」にはない、特有の健康効果とは
P-1182

肩こり・不眠・美顔に効く！

1分「耳ストレッチ」

市野さおり
「デスクワーク疲れ」「マスク不調」「顔のむくみ」を速効解決！ツボが集まる「耳」を刺激すれば体も心もラクになる！

P-1183